Te $\frac{97}{172}$

T 3562.
G.

NOUVELLES OBSERVATIONS

DE

GUÉRISONS

DE

CALCULS URINAIRES,

AU MOYEN

DES EAUX THERMALES DE VICHY,

SUIVIES

D'AUTRES OBSERVATIONS SUR L'EFFICACITÉ DE CES MÊMES EAUX
EMPLOYÉES CONTRE LA GOUTTE

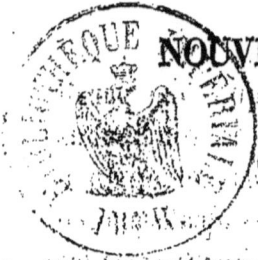

NOUVELLES OBSERVATIONS
DE
GUÉRISONS
DE
CALCULS URINAIRES,

AU MOYEN
DES EAUX THERMALES DE VICHY.

PREMIÈRE PARTIE.

La présence des calculs urinaires dans la vessie est une maladie si grave, et les divers procédés opératoires, même les plus nouveaux et les plus ingénieux, au moyen desquels la chirurgie parvient à en débarrasser les malades, sont encore si hasardeux et même, il faut le dire, si souvent mortels, que j'espère que l'on ne verra pas sans intérêt les heureux résultats auxquels je suis parvenu dans les tentatives que j'ai faites à Vichy pour détruire ces corps étrangers, sans avoir recours à aucune opération chirurgicale.

La pensée de dissoudre les calculs urinaires dans la vessie, n'est sans doute pas nouvelle. Il y a longtemps que des médecins ou des chimistes se sont livrés à des recherches ayant pour but de découvrir des remèdes qui eussent cette propriété, sans avoir l'inconvénient d'altérer les organes avec lesquels ils devaient être mis en contact.

Je ne rappellerai point ici tous les essais qui ont été faits, tous les médicamens qui ont été successivement employés. Je dirai seulement qu'il me paraît impossible, aujourd'hui que la chimie est venue nous éclairer sur la composition des calculs, et qu'on a mieux étudié l'influence que l'usage des alcalis exerce sur la nature de l'urine, de ne pas admettre que les anciens ont dû quelquefois employer avec succès les remèdes qui étaient de nature alcaline, tels que, par exemple, celui de Mlle Steevens, ainsi que tous ceux qui avaient la chaux pour base.

Cependant toutes ces tentatives étaient presque entièrement oubliées, ou du moins, si les auteurs modernes les rappelaient, ce n'était que pour faire sentir l'impossibilité de jamais en obtenir aucun succès, et, par conséquent, montrer l'erreur dans laquelle ils pensaient que l'on avait été, lorsqu'on avait cru guérir la pierre au moyen de remèdes administrés intérieurement.

Ce n'est véritablement que depuis que M. Magendie a publié ses recherches sur les causes et le traitement de la gravelle, et que l'un de nos plus célèbres chimistes, M. d'Arcet, a constaté que l'urine des malades qui sont soumis à l'action des eaux de Vichy, acquiert promptement, et sans inconvénient pour eux, un grand degré d'alcalinité, et qu'il a fait sentir tout le parti que la médecine pourrait tirer de cette propriété des eaux de Vichy, en examinant de nouveau, avec plus d'exactitude et *de hardiesse* qu'on ne l'avait fait jusqu'alors, le traitement du calcul, de la gravelle et de la goutte, par le moyen des dissolvans chimiques (*annales de chimie et de physique*, 1826), que l'on a

commencé à concevoir la possibilité de guérir la pierre
sans opération.

C'est d'après ces données que je me suis occupé
moi-même de cette importante question : et déjà,
dans un Mémoire que j'ai publié au commencement
de 1834 (1), j'ai cherché à appeler l'attention des
praticiens sur les résultats que l'on obtient, dans ce
cas, de l'emploi des eaux de Vichy et des bi-carbonates alcalins. Je m'y suis surtout appliqué a démontrer, tant par les observations qui furent faites par
M. d'Arcet, en 1824 et 1825, que par celles que j'ai
recueillies moi-même depuis, que rien n'est plus facile que d'obtenir l'alcalinité de l'urine, soit en admi-
nistrant l'eau de Vichy en boisson, soit même seulement en bains, et que cette alcalinité peut être
entretenue pendant des mois et même des années,
sans le moindre inconvénient. J'y ai cherché à expli-
quer comment cette urine alcalisée agissait sur les
divers calculs, et en amenait soit la dissolution, soit
la désagrégation ; et enfin j'y ai réuni toutes les observations que je connaissais alors, de guérisons obte-
nues par cette médication.

Je crois donc pouvoir me borner ici, avant de rapporter les nouvelles observations que j'ai recueillies,
à quelques considérations sur ce mode de traitement,
afin seulement de répondre d'avance aux objections
qui pourraient être faites.

(1) *Du traitement médical des calculs urinaires, et particulièrement de leur dissolution par les eaux de Vichy et les bi-carbonates alcalins.* Crochard, libraire-éditeur. Paris, 1834.

Ainsi, par exemple, je ne suis nullement étonné
que les remèdes alcalins, tels qu'ils étaient employés
par les anciens, aient souvent échoué, et que les praticiens aient été conduits, comme cela est arrivé en
effet, à renoncer entièrement à leur usage, à ne les
considérer du moins que comme des moyens pallia-
tifs, et à regarder, par conséquent, l'opération, malgré ses dangers, comme la seule ressource des calculeux.

Ce qui a dû surtout faire renoncer à l'emploi de ces
remèdes, c'est que, comme tous les alcalis employés
à l'état de pureté ou faiblement carbonatés, ils devaient être fort irritans, dangereux même chez
beaucoup de malades, et alors ne pouvoir être le plus
souvent administrés qu'à des doses beaucoup trop
faibles pour donner à l'urine le degré d'alcalinité né-
cessaire pour produire l'effet qu'on en attendait. Aussi
combien ne doit-on pas regretter qu'étant dans une
aussi bonne voie d'observation, les médecins qui s'oc-
cupaient alors avec tant de zèle de la recherche de
remèdes propres à dissoudre les calculs urinaires,
n'aient pas attaché plus d'importance aux heureuses
modifications que les alcalis subissent par leur combi-
naison avec l'acide carbonique, à l'innocuité qu'ils
acquièrent, sans rien perdre de leur propriété dissol-
vante, lorsqu'ils en sont parfaitement saturés, et, par
conséquent, à l'avantage que l'on a de pouvoir alors
les employer à des doses beaucoup plus élevées. Il est
probable que si cette influence de l'acide carbonique
sur les alcalis avait été mieux appréciée, il y a long-

temps que la possibilité de guérir la pierre sans opéra-tion, ne serait plus pour personne une question douteuse.

Si donc beaucoup de médecins ne conçoivent pas encore que l'on puisse débarrasser les malades de la pierre, autrement que par une opération chirurgi-cale, cela tient à ce qu'ils n'ont pas suffisamment étu-dié les effets des alcalis, lorsqu'ils sont employés à l'état de bi-carbonates, et quelquefois même admi-nistrés dans une eau qui est, en outre, saturée d'acide carbonique; et je suis persuadé qu'ils donneront la préférence à cette médication, dès qu'ils se seront convaincus que, par ce moyen, non-seulement il est très facile de rendre l'urine alcaline, même lorsqu'elle était très acide auparavant, mais encore de l'entre-tenir à cet état aussi long-temps qu'on le juge néces-saire, et qu'ils auront mieux apprécié l'action chi-mique que doivent subir les calculs, lorsqu'ils se trouvent baignés dans une urine ainsi et constamment alcalisée, souvent agitée, sans cesse renouvelée, à la température ordinaire du corps, et contenant natu-rellement divers sels en dissolution, ce qui, comme on sait, doit encore augmenter son action sur ces corps étrangers.

Ce mode de traitement a du moins le mérite de ne faire courir aucun danger aux malades (1), de sorte que, si l'on ne réussit pas, ce qui n'arrivera, j'espère,

(1) Un des effets de ce traitement, et qui paraît être presque con-stant, c'est de rendre au bout de très peu de jours les douleurs beau-coup plus supportables, et quelquefois même presque insensibles.

que dans un très petit nombre de cas, l'on a toujours le temps de recourir à l'opération. Ce qui doit encore décider en faveur de cette médication, c'est qu'elle est la seule véritablement curative, puisqu'elle offre, sur les meilleurs procédés opératoires, l'immense avantage de ne pas agir seulement sur les calculs renfermés dans la vessie, mais encore de pouvoir les attaquer dans tout le trajet des voies urinaires, et qu'elle peut ensuite être employée comme moyen de prévenir le retour de la maladie (1).

Déjà cependant, l'on accorde assez généralement aux eaux de Vichy la propriété de guérir la gravelle, surtout celle d'acide urique, mais la plupart des praticiens ne croient pas encore que leur action soit assez puissante pour détruire de véritables calculs. Ce manque de confiance de leur part ne peut tenir qu'à ce qu'ils n'ont pas étudié avec assez d'attention comment et avec quelle promptitude s'opère la guérison de la gravelle, sous l'influence des boissons alcalines; car s'ils avaient mieux observé ce qui se passe dans ce cas, ils se seraient facilement convaincus que les calculs eux-mêmes doivent nécessairement être attaqués par les mêmes moyens; qu'il n'y a aucune raison pour

---

(1) Ce qui doit encore appeler d'une manière toute particulière l'attention du médecin, dans le but de prévenir le retour de cette maladie, c'est le régime du malade. Aussi, je crois qu'il est de la plus haute importance, lorsqu'un calculeux a été guéri, n'importe par quel moyen, de s'assurer de la composition chimique de son calcul ou des graviers qu'il peut rendre, par une analyse bien faite, afin de pouvoir modifier son régime en conséquence.

qu'on ne puisse pas les détruire tout aussi bien que la
gravelle, mais qu'il faut seulement un temps plus
long pour amener ce résultat. En effet, il ne faut pas
oublier que les eaux de Vichy, de même que toutes
les boissons également alcalines, n'agissent pas seulement en augmentant la sécrétion de l'urine et en
facilitant, par ce moyen, l'entraînement des graviers; que leur véritable effet, dans ce cas, leur effet
le plus prononcé, c'est, en communiquant leurs
qualités chimiques à l'urine, d'offrir aux graviers un
liquide dans lequel ils doivent naturellement se
dissoudre ou se désagréger, et dans un temps d'autant plus court, qu'ils sont moins volumineux; d'où
il résulte qu'il est extrêmement rare que les malades
les plus graveleux rendent encore des graviers, après
en avoir fait usage pendant quelques jours. Cette
disparition des graviers dans leur urine est quelquefois si prompte que j'en ai vu quelques-uns s'en
inquiéter, s'imaginant alors que les eaux ne produi-
saient pas un bon effet; et cela parce qu'ils avaient
cru, ainsi que c'est encore l'opinion de quelques médecins, que ces eaux n'avaient d'autre action que de
les entraîner, et que, par conséquent, ils devaient
en voir passer pendant une plus grande partie de la
durée de leur traitement. C'est effectivement ce qui
devrait arriver, si elles étaient simplement diurétiques ou si elles n'avaient qu'une faible action dis-
solvante; mais il est évident qu'en rendant, comme
elles le font, l'urine alcaline, elles nous fournissent
un moyen puissant de dissolution, auquel les calculs,

de même que les graviers, ne peuvent résister qu'un peu plus ou un peu moins long-temps, suivant leur volume et leur composition chimique.

Un des grands argumens contre la possibilité de détruire les calculs urinaires sans opération, et par le seul effet de médicamens administrés en boisson ou en bains, c'est que les élémens qui les composent sont souvent très différens, que tant que ces corps étrangers sont renfermés dans la vessie, il est difficile d'en connaître au juste la nature, et que cependant c'est un point sur lequel il est indispensable d'être fixé d'avance, parce qu'il est impossible, ajoute-t-on, de combattre par les mêmes moyens des calculs de nature si différente; que si, dans certains cas, par exemple, ce sont les alcalis qui conviennent, dans d'autres, au contraire, c'est aux acides qu'il faut avoir recours.

Cette objection n'est pas sans quelque fondement; car il est certain que, malgré les moyens indiqués pour arriver à connaître la nature des calculs renfermés dans la vessie, l'on serait souvent très embarrassé de savoir si l'on devrait donner le choix aux alcalis sur les acides ou aux acides sur les alcalis, et s'il ne conviendrait pas quelquefois de faire succéder les uns aux autres.

Mais d'abord, ce qui doit ôter toute crainte de se trouver dans un semblable embarras, c'est qu'il est extrêmement douteux que l'on puisse jamais tirer le moindre avantage, comme moyen de dissoudre aucune espèce de calculs, de l'emploi des acides, si ce n'est cependant de l'acide carbonique(1); qu'il est plus probable que nos organes n'en supporteraient pas l'action, sans de graves inconvéniens, pendant assez long-temps et à une dose assez forte pour parvenir au résultat voulu, et que d'ailleurs, quand bien même ils pourraient la supporter, il est à-peu-près démontré par les expériences du docteur Wœhler, de Berzelius et de M. Magendie, que ces agens, introduits dans l'estomac, ne peuvent pas, comme les alcalis, arriver à l'état libre jusque dans les voies urinaires, conditio￼ sans laquelle ils ne peuvent produire aucun effet. Ensuite, il est heureusement facile de prouver qu'il est possible de détruire les calculs de toutes natures, excepté peut-être ceux d'oxalate de chaux, par le seul moyen des boissons alcalines, soit simples, soit saturées d'acide carbonique, mais seulement avec un temps plus ou moins long, suivant leur volume et leur composition chimique.

C'est ce que j'ai déjà cherché à faire comprendre, dans mon premier Mémoire, en montrant que des boissons simplement alcalines dissolvaient facilement et promptement les calculs d'acide urique; que les calculs phosphatiques n'étaient pas insolubles, surtout lorsqu'on emploierait ces mêmes boissons rendues gazeuses, et que, dans tous les cas, les alcalis ayant la faculté de dissoudre la matière animale qui sert de ci-

(1) Dans un mémoire que M. Thénard a publié en 1801 (voyez *Annales de chimie*, tome XXXIX, pages 272 et 273), il a montré que le carbonate et le phosphate de chaux étaient solubles dans l'acide carbonique.

ment aux molécules et aux couches dont ils se composent, ils devaient nécessairement être désagrégés et rendus avec l'urine en parcelles plus ou moins fines. J'ai même rapporté à ce sujet des expériences de Morveau et de M. d'Arcet, qui ne peuvent laisser aucun doute sur la possibilité de cette désagrégation. Enfin j'ai fait voir que les calculs d'oxalate de chaux eux-mêmes n'étaient pas inattaquables par les mêmes moyens, et qu'il y avait même quelques raisons d'espérer qu'on parviendrait à les détruire, mais alors avec un temps beaucoup plus long, si non par dissolution, au moins par désagrégation.

Quant à la crainte manifestée par quelques chimistes, que l'excès d'alcalinité de l'urine n'entraîne la précipitation des phosphates de chaux et de magnésie que cette urine contient à l'état de sels acides, je répondrai que, si cela arrive, il faut que ce soit bien peu sensible; car le caractère le plus remarquable et le plus constant de l'urine des buveurs d'eau, à Vichy, lorsqu'elle est fortement alcalisée, c'est d'être parfaitement claire, et de ne laisser apercevoir aucun précipité. J'ajouterai d'ailleurs que, quand bien même ces sels se précipiteraient, l'on ne devrait avoir aucune crainte qu'ils pussent servir à former des calculs, parce qu'il faudrait encore qu'ils rencontrassent une matière muqueuse assez plastique pour leur servir de lien, et que l'alcalinité de l'urine, qui tient cette matière muqueuse en dissolution, lui ôte précisément cette faculté.

Mais les exemples de guérisons et les expériences

que je vais rapporter, joints aux faits déjà connus, démontreront mieux que tout ce que je pourrais dire, *qu'il est possible de guérir la pierre sans aucune opération chirurgicale.*

Ces exemples de guérisons sont, il est vrai, peu nombreux jusqu'à présent, mais je puis dire au moins que je n'ai encore à citer aucun insuccès; et s'il n'est pas venu un plus grand nombre de calculeux prendre les eaux de Vichy, cela tient, sans doute, à ce que leur efficacité, dans ce cas, n'était pas encore assez connue, et surtout à ce que l'attention générale a été particulièrement appelée, depuis quelques années, sur une nouvelle méthode d'opérer, à laquelle beaucoup de malades ont dû nécessairement avoir recours, par la raison qu'ils voyaient en elle un moyen assez prompt d'être débarrassés, et déjà moins effrayant que ne l'est la lithotomie.

Première observation. — M. de Montenon, ancien magistrat, âgé de 52 ans, demeurant à Buzançois, département de l'Indre, s'aperçut pour la première fois, en 1826, qu'il rendait des graviers qui parurent être d'acide urique. Quelque temps après, il éprouva tous les symptômes de la pierre. Enfin, en 1829, il fut obligé de se soumettre à la lithotritie qui lui fut pratiquée par M. le docteur Civiale. Cinq à six calculs furent broyés, et l'opération fut suivie, m'a-t-il dit, de divers accidens graves qui mirent sa vie en danger. Il se rétablit cependant, et jouit pendant quelque temps d'une bonne santé. La gravelle ayant reparu plus tard, il se trouva bien de l'usage qui lui fut conseillé par M. le docteur Bretonneau, du bi-carbonate de soude. Néanmoins, rendant encore quel-ques graviers au commencement de 1835, et sentant surtout depuis quelque temps la présence d'un corps étranger dans la vessie, qui occasionnait quelques douleurs et qui venait souvent opposer un obstacle momentané à la sortie de l'urine, il se décida à venir à Vichy, où il arriva le 30 mai.

Il commença par boire à la fontaine de l'hôpital, et fit ensuite usage de celle des Célestins. Cinq à six verres et un bain par jour suffirent pour donner à l'u-rine un degré d'alcalinité convenable, et dès le 8 juin, c'est-à-dire, après dix jours seulement de trai-tement, il rendit trois débris ou noyaux de pierre très petits, mais qui, à en juger par les différentes couches qu'on aperçoit très distinctement sur les fa-ces qu'ils présentent, avaient évidemment appartenu à des calculs plus volumineux (voyez pl. 1, fig. 1). A dater de ce moment, M. de Montenon, non seule-ment ne rendit plus de graviers, mais encore n'é-prouva plus aucune sensation qui pût lui faire crain-dre de n'être pas entièrement débarrassé. Cependant je crus devoir lui faire continuer encore son traite-ment jusqu'au 26 du même mois.

Depuis cette époque, M. de Montenon a vu quel-quefois reparaître quelques graviers, mais toujours il les a combattus avec succès, à l'aide du régime et du bi-carbonate de soude, et il ne s'est pas formé de nouveaux calculs.

Je crus inutile de fatiguer ce malade, en le sondant, à son arrivée à Vichy, pour constater d'une manière positive la présence du calcul que je supposais exister dans la vessie ; mais le résultat du traitement et l'examen des débris qu'il a rendus et que je conserve, ne peuvent laisser aucun doute à cet égard. Il me semble évident qu'il y avait là trois petits calculs, ou un seul un peu plus volumineux qui se sera divisé sous l'influence du traitement.

Deuxième observation. — M. H. de Longperier, âgé de 51 ans, demeurant à Meaux (Seine-et-Marne), souffrait de la vessie depuis déjà deux ans, lorsqu'il vint me consulter à Paris, le 9 mai 1836, pour savoir si les eaux de Vichy pouvaient lui être utiles. Les questions que je lui adressai, me donnèrent bientôt la presque certitude qu'il avait une pierre dans la vessie. Dans cette supposition, et le calcul me paraissant devoir être formé d'acide urique, je lui dis que j'avais la conviction qu'il pourrait guérir à Vichy, et, par conséquent, éviter l'opération ; mais j'ajoutai qu'avant de s'y rendre, je désirais qu'il se fît sonder par un autre que par moi, par un chirurgien capable et bien connu, afin que, s'il avait, comme je le supposais, un calcul dans la vessie, sa présence pût être constatée d'une manière bien authentique. Il me promit de le faire.

Quelque temps après, étant alors à Vichy, je reçus une lettre de M. de Longperier qui m'apprenait que, d'après le conseil que je lui avais donné, il avait consulté l'un des praticiens les plus distingués de la capitale, mais que, ne pouvant pas, dans le moment,

le sonder lui-même, il l'avait adressé à M. Leroy-
d'Étiolles, en lui disant qu'il ne croyait pas que les
eaux de Vichy eussent assez de puissance pour détruire un calcul ; qu'elles seraient excellentes, s'il
n'avait que la gravelle, mais que, s'il avait la pierre,
il fallait préalablement la faire broyer et aller ensuite
à Vichy.

M. Leroy-d'Étiolles sonda le malade, et il re-
connut la présence d'un calcul qu'il crut être adhérent
près du col de la vessie. Du reste, il dit que ce calcul lui paraissait peu volumineux, facile à déplacer
et à broyer ; mais, quant aux eaux de Vichy, il
pensa également qu'elles seraient insuffisantes, et
qu'il n'y avait, dans ce cas, d'autre ressource que
l'opération. « Je revins à Meaux le même jour, m'é-
» crivait M. de Longperier, ces messieurs m'ayant
» dit qu'il n'y avait aucun inconvénient, bien résolu
» de vous demander votre avis, Monsieur, avant
» d'avoir recours à la lithotritie. Je ne fus pas mal le
» lendemain ; mais le surlendemain, les douleurs que
» j'éprouvais, par suite de l'exploration, devinrent
» beaucoup plus intenses, et furent accompagnées
» d'accès de fièvre qui ont duré pendant quatre jours,
» et m'ont laissé d'une faiblesse extrême. Me trou-
» vant aujourd'hui beaucoup mieux, j'en profite bien
» vite pour vous prier, Monsieur, de me dire ce que
» vous pensez de ma position. Croyez-vous qu'il me
» suffira d'aller à Vichy ? ou faut-il me faire opérer
» auparavant ? »

J'étais tellement convaincu de l'efficacité des eaux

dans un cas semblable , que je n'hésitai pas à l'engager de nouveau, et avec plus d'instance encore , à venir à Vichy , lui faisant remarquer que , puisqu'une simple exploration de la vessie lui avait donné la fièvre, on devait naturellement craindre que l'opération ne déterminât des accidens plus graves.

M. de Longperier prit , en effet, cette résolution. Il fit le voyage de Meaux à Vichy dans une voiture très douce et à petites journées ; car depuis qu'il avait été sondé , il souffrait beaucoup plus qu'auparavant. La marche était plus pénible ; ses douleurs lui semblaient surtout beaucoup plus vives , lorsqu'il éprouvait les secousses d'une voiture , et il arrivait alors souvent qu'il rendait une urine sanguinolente. Il paraît aussi que le calcul était réellement adhérent , ainsi qu'avait cru le reconnaître M. Leroy-d'Étiolles, et qu'en explorant la vessie , il l'avait, si non complètement, au moins en partie déplacé ; car , depuis ce moment , il arrivait fréquemment , lorsque le malade urinait , qu'il venait s'appliquer devant le col de la vessie , et interrompait alors momentanément le jet d'urine.

Arrivé le 19 juin à Vichy , M. de Longperier prit dès le lendemain un bain d'eau minérale et but 7 à 8 verres à la fontaine des Célestins. Comme il parut supporter très bien cette eau , le jour suivant il en but jusqu'à 15 verres. Son urine qui était très acide auparavant, devint alors fortement et constamment alcaline. Enfin, au bout de très peu de jours, n'en éprouvant pas la plus légère incommo-

2.

dité, il but régulièrement de 22 à 24 verres d'eau par jour, indépendamment d'un bain qu'il prenait aussi chaque matin. Bientôt il s'aperçut qu'il souffrait de moins en moins. Le 30, il me disait qu'il ne ressentait plus aucune douleur en marchant, qu'en voiture même elles étaient extrêmement faibles, et qu'il ne s'apercevait plus guère de la présence de la pierre que parce qu'elle venait de temps en temps intercepter le jet d'urine. Enfin le 7 juillet, après 17 jours seulement de l'usage des eaux, M. de Longperier vint m'annoncer, avec une grande satisfaction, qu'il venait de rendre le noyau de sa pierre. Étant au bain, il lui prit une envie d'uriner qu'il ne put satisfaire : le canal était obstrué et il y éprouvait de vives douleurs. Cependant, après quelques efforts, il finit par expulser ce noyau qu'il s'empressa de m'apporter. Pour m'assurer s'il ne restait plus rien dans la vessie, je lui conseillai de faire le lendemain un longue course à âne, et il fit en effet 5 à 6 lieues presque toujours au trot ou au galop. Cette course ne lui causa pas la moindre douleur. A dater de ce moment aussi, l'expulsion de l'urine devint parfaitement libre. Enfin il me parut si bien guéri que, le 14 juillet, je lui permis de partir.

Depuis cette époque, M. de Longperier boit de temps en temps, soit un peu d'eau de Vichy naturelle, soit de l'eau ordinaire dans laquelle il met dissoudre une certaine quantité de bi-carbonate de soude, et sa santé est restée parfaite.

Le noyau qu'il a rendu, et que je conserve

(v. pl. 1ʳᵉ, fig. 2 et 2 bis où je l'ai fait dessiner vu de deux côtés), me paraît offrir la preuve la plus irrécusable que l'on puisse donner de l'action des eaux de Vichy. En effet, comme le calcul conservait encore quelques points d'adhérence avec la vessie, ce que l'aspect du noyau paraît du moins faire croire, il en est résulté qu'il a été beaucoup plus attaqué d'un côté que de l'autre, et que, par conséquent, les couches dont il se composait ont été mises à nu, si bien qu'on peut facilement les compter sur le noyau rendu. Ce qui prouve encore d'une manière incontestable l'action de l'eau, c'est que, précisément du côté où la dissolution est le plus avancée, on remarque trois petits points saillans qui montrent que là le calcul a résisté davantage à la dissolution.

J'ai fait voir ce noyau à M. Leroy-d'Étiolles qui s'est parfaitement rappelé le malade qu'il avait sondé avant son départ pour Vichy, et qui, avec la franchise et la loyauté que tout le monde lui connaît, a admiré avec moi la puissance d'action des eaux de Vichy.

Troisième observation. — M. Fray de Fournier, âgé de 64 ans, d'un embonpoint considérable, demeurant à Monlins (département de l'Allier), éprouva pour la première fois des coliques néphrétiques au mois de juin 1826. Elles durèrent 15 jours, et il finit par rendre deux graviers d'acide urique, qui avaient chacun la grosseur d'un grain de chenevis. Au mois de mai 1831, nouvelles coliques qui durèrent pendant un mois et nouvelle expulsion de deux graviers semblables aux deux premiers. Il rendit encore un petit gravier au mois de décembre 1832, après avoir souffert, cette fois, pendant une nuit seulement. Mais, à dater du mois d'août 1834, il commença à ressentir des douleurs à la vessie. Souvent depuis, il rendit encore de petits graviers, et il en facilitait autant que possible la sortie au moyen de boissons diurétiques ; mais sans que les douleurs qu'il ressentait à la vessie, en fussent diminuées. Elles étaient même si vives, par momens, qu'il ne pouvait presque plus alors se livrer à l'exercice de la marche. Depuis quelque temps aussi, il se plaignait fréquemment d'éprouver de la chaleur, de la douleur même le long de la verge et particulièrement à l'extrémité. Cet état de souffrance ne le quitta plus et ne fit au contraire que s'accroître jusqu'au milieu de l'été de 1836, époque où il prit la détermination de se rendre à Vichy.

Il y arriva le 4 juillet, et il vint me voir aussitôt. Il avait tellement souffert des secousses de la voiture, pour venir de Moulins, que son urine en était devenue sanguinolente. J'aurais voulu le sonder, afin de m'assurer s'il existait, comme cela me paraissait probable, un calcul dans la vessie, et quel pouvait être à peu près son volume ; mais il me fut impossible de l'y décider, tant cette opération lui inspirait de crainte. Je fus forcé de consentir à lui faire prendre les eaux, avec la seule probabilité de l'existence de la pierre.

Pendant les premiers jours du traitement, et sans doute à cause des douleurs de la vessie, que le voyage

avait beaucoup augmentées, il se développa un gonflement œdémateux aux jambes, aux cuisses et au
bas-ventre. Toutes ces parties devinrent tellement
tendues, que je conseillai au malade de garder le lit
et de cesser tout-à-fait les bains, mais sans disconti-
nuer l'usage de l'eau en boisson, qu'il était arrivé
graduellement à prendre à la dose de 15 à 20
verres par jour. Après quelques jours de repos, le
gonflement œdémateux commença à diminuer et se
dissipa bientôt entièrement. Le 22, c'est-à-dire au
bout de dix-sept jours de ce traitement, ce malade
rendit, après trois heures de souffrances, un calcul
de forme anguleuse. Le 24, un second calcul s'en-
gagea dans le canal, mais il ne put le rendre qu'a-
près avoir vivement souffert pendant neuf heures et
demie. Enfin ce même jour, six heures plus tard,
mais cette fois sans souffrir, il expulsa un troisième
calcul, aussi gros que les autres, mais de forme plus
aplatie. Ces trois calculs que je conserve et que j'ai
fait dessiner (v. pl. prem., fig. 3, 3 bis et 3 ter) (1),
diffèrent de celui rendu par M. de Longperier, en ce
qu'ils ne sont pas, comme lui, formés de couches
concentriques, mais par une sorte d'agglomération
de petits graviers étroitement unis. Usés par l'action
de l'eau, on dirait qu'ils ont été polis; et la réunion
des graviers dont ils se composent, leur donne une
apparence marbrée.

Le lendemain, je conseillai au malade de monter

(1) L'un d'eux a été analysé par M. Lassaigne. Il l'a trouvé composé d'acide urique et de mucus.

dans une voiture très dure, et de faire une longue
promenade. Il fit ainsi cinq à six lieues, sur une route
fort mauvaise, sans éprouver le plus léger ressentiment des douleurs dont il se plaignait depuis deux ans.

Ce malade quitta Vichy le 8 août. Depuis, il m'a
donné plusieurs fois de ses nouvelles. Il me dit encore,
dans une lettre datée du 7 mars, qu'il va parfaitement, et que depuis qu'il a rendu sa dernière pierre
à Vichy, il ne ressent plus rien de ses anciennes douleurs.

Quatrième observation.—M. Ballivet, âgé de 40 ans,
demeurant à Liernais, près Saulieu (Côte-d'Or), était
extrêmement goutteux et graveleux depuis douze ans,
lorsqu'il vint à Vichy, le 5 juin 1836 (je ne m'occu-
perai ici de l'action des eaux sur ce malade que parce
que sa vessie renfermait un calcul depuis plusieurs
mois, son observation fort intéressante, sous le rapport de la goutte, devant trouver sa place ailleurs). Il
avait eu fréquemment des coliques néphrétiques et il
rendait beaucoup de graviers, dont quelques-uns très
gros. Sept mois auparavant, à la suite d'une de ces coliques qui fut très violente, il sentit tomber dans sa vessie
un gravier qu'il jugea être d'un gros volume, et qui
n'avait pu depuis trouver passage à travers le canal
de l'urètre. Ce gravier avait sans doute continué à
augmenter de grosseur pendant les sept mois qu'il y
était resté. Il le sentait parfaitement depuis cette
époque, surtout parce qu'il venait souvent se placer
devant l'orifice du canal de l'urètre et interrompre
le jet d'urine. Mais depuis quelque temps aussi, les

secousses du cheval ou de la voiture causaient des douleurs vives dans la vessie, des envies fréquentes d'uriner, des picotemens à l'extrémité de la verge ; et l'urine devenait alors quelquefois d'un rouge noirâtre.

Le cinquième jour de l'usage des eaux de Vichy, le 11 juin, à deux heures de l'après-midi, M. Ballivet me fit appeler. Son calcul s'était engagé le matin dans le canal de l'urètre. Il avait pu cheminer, avec beaucoup d'efforts de la part du malade, jusqu'à la fosse naviculaire où il était arrêté, sans pouvoir avancer davantage, et où il formait une tumeur considérable. Le malade souffrait beaucoup, et le canal était si hermétiquement bouché, qu'il ne pouvait passer une goutte d'urine. Je pressai fortement ce corps étranger d'arrière en avant, et alors je pouvais en apercevoir l'extrémité par le méat urinaire qui me semblait d'une étroitesse extrême relativement au volume du calcul. Enfin, après quelques efforts, l'ouverture du canal finit par se dilater, mais non sans une légère déchirure, et le calcul jaillit à une assez grande distance, suivi d'un très gros jet d'urine.

Ce calcul était, à sa sortie, couvert d'une couche blanche, sans doute formée d'urate de soude. Il a la forme et le volume d'une grosse fève, et, bien séché, il pèse un gramme et six décigrammes (v. pl. 1re, fig. 4). Comme il a été expulsé après un traitement de très peu de jours, il n'offre pas de traces de dissolution aussi évidentes que les autres calculs qui ont été l'objet des observations précédentes ; cependant on voit qu'il commençait à être altéré, et il est même probable qu'il avait déjà perdu de son volume, lorsqu'il s'est engagé dans le canal de l'urètre. La couche blanche qui le recouvrait à sa sortie, en est d'ailleurs une preuve; car les calculs d'acide urique commencent toujours par se combiner avec la soude que l'urine contient dans ce cas; et ce n'est qu'ensuite, lorsqu'ils sont à cet état d'urate de soude, qu'ils se dissolvent, si l'urine est suffisamment alcalisée.

On prétendra peut-être que tous les calculs dont les noyaux ont été ainsi rendus, étaient d'un petit volume. J'ignore quelle était au juste leur grosseur, et je veux bien admettre qu'elle n'était pas très considérable, quoique cependant, dans deux des cas cités, les douleurs de la vessie existassent depuis deux ans; mais aussi je ferai observer qu'il a suffi de 18 à 19 jours pour en débarrasser entièrement les malades. Le point essentiel, c'est qu'il suffit d'examiner les noyaux rendus, surtout ceux qui font l'objet des trois premières observations, pour se convaincre qu'ils ont appartenu à des calculs plus gros, et que c'est après avoir diminué de volume dans la vessie qu'ils ont pu trouver passage à travers le canal de l'urètre. Peu importe ensuite que ces calculs aient été plus ou moins gros; car il est certain que 18 jours ne suffiront pas pour guérir tous les malades, et que la durée du traitement devra toujours être proportionnée au volume du calcul. Enfin, il me paraît évident que ce n'est plus là qu'une question de temps, et je suis porté à croire qu'en général le traitement sera beaucoup moins long qu'on ne pense.

Il me serait facile de citer ici un grand nombre d'exemples de guérisons de gravelle, que j'ai eu l'occasion de recueillir ; mais l'efficacité des eaux de Vichy est si constante et d'ailleurs si bien démontrée maintenant dans ce cas, par le seul fait de la guérison de véritables calculeux, qu'il me semble inutile d'insister sur ce point. Je crois cependant devoir ajouter que ce n'est pas seulement contre la gravelle d'acide urique que les eaux de Vichy sont employées avec succès, mais bien contre les gravelles de toutes natures ; car celle d'oxalate de chaux, qui est certainement la plus difficile à guérir, paraît elle-même céder à leur action, si du moins je puis en juger par deux malades qui sont venus à Vichy, après avoir eu, à plusieurs reprises, des coliques néphrétiques très violentes, suivies de l'expulsion de graviers de cette nature, et qui, depuis deux ans, n'ont eu aucun retour de cette affection.

La possibilité de guérir la pierre par l'usage des eaux de Vichy, est basée, comme je l'ai déjà dit, sur la faculté que possède cette eau, administrée en boisson ou en bains, de communiquer ses propriétés alcalines à l'urine. Or, il m'a toujours semblé que les calculeux, de même que les goutteux, avaient pour les alcalis une tolérance toute particulière. Il est très rare qu'ils n'en supportent pas des doses élevées, et sans le plus léger inconvénient ; aussi je crois qu'en général on les emploie, dans ce cas, avec beaucoup trop de timidité. Sans doute il faut procéder avec prudence, se tenir en garde contre la susceptibilité de certains malades, et surtout veiller avec le plus grand soin à l'état des voies digestives; mais il ne faut pas craindre d'en élever la dose toutes les fois que les malades n'en sont pas incommodés.

Il est cependant une remarque à faire, c'est que les malades supportent beaucoup mieux l'eau de Vichy naturelle que de l'eau ordinaire rendue alcaline au moyen du bi-carbonate de soude. J'ai donné des soins à des goutteux et à des graveleux chez lesquels j'ai pu, sans qu'ils en éprouvassent aucun inconvénient, et, au contraire, avec un grand avantage pour leur santé, porter la dose des eaux de Vichy jusqu'à 20, 25, 30 et même 35 verres par jour; et, si l'on réfléchit que chaque verre d'eau contient environ un gramme (dix-huit grains) de bi-carbonate de soude, on verra que quelques-uns de ces malades prenaient jusqu'à 35 grammes (plus d'une once) de ce sel, sans compter ce qu'ils en absorbaient par les bains qu'ils prenaient aussi régulièrement, et indépendamment encore des autres sels que ces eaux tiennent en dissolution.

J'avais d'abord cru, d'après ces résultats, qu'il serait possible d'administrer, à des doses semblables, le bi-carbonate de soude en dissolution dans de l'eau ordinaire; mais j'ai bientôt acquis la conviction que non seulement les malades prenaient cette boisson artificielle avec plus de répugnance, mais encore qu'ils étaient loin de pouvoir en supporter une aussi grande quantité.

Il est vrai que des doses aussi élevées sont rarement

nécessaires pour obtenir une alcalisation suffisante. En général, la quantité d'eau à administrer doit varier suivant les malades. Il en est qu'on alcalise avec quelques verres d'eau, tandis qu'il en est d'autres qu'on aurait beaucoup de peine à maintenir à l'état alcalin, si on ne la leur donnait pas à des doses très élevées. A la fin de la saison dernière, M. Chevallier, membre de l'académie royale de médecine et professeur à l'école de pharmacie, se trouvant à Vichy, nous avons fait ensemble diverses expériences, et, entre autres, nous avons cherché à nous alcaliser, ainsi que M. d'Arcet l'avait fait avant nous, par le seul usage des bains, et en nous abstenant entièrement de prendre de l'eau minérale en boisson. Presque toujours l'urine de M. Chevallier passait à l'état alcalin après vingt minutes environ de séjour dans le bain, tandis qu'il me fallait une heure et demie pour arriver au même résultat ; mais aussi nous avons remarqué que je restais à l'état alcalin beaucoup plus long-temps que lui.

Pour mieux démontrer encore l'action que les eaux de Vichy exercent sur les calculs urinaires de diverses natures, M. Chevallier et moi, mais chacun de notre côté, nous en avons plongé, après les avoir pesés avec la plus grande exactitude, un certain nombre dans cette eau, en tenant compte de sa température, et du temps pendant lequel ces calculs y ont séjourné, afin de nous assurer combien ces corps étrangers perdraient par cette immersion. Déjà M. Chevallier a fait connaître, dans un ouvrage qu'il vient de publier (1), les résultats qu'il a obtenus. Pour mon compte, voici comment j'ai procédé.

Je me suis procuré des calculs ou des parties de calculs de nature différente. Ils ont été sciés par la moitié, et j'ai pu conserver ainsi une partie de presque tous pour point de comparaison. L'autre partie de chacun de ces calculs a été pesée très exactement, et, en outre, dessinée, afin d'en connaître le poids et d'en conserver l'aspect. Ces calculs ont été ensuite renfermés, chacun séparément, dans un petit panier d'osier, et plongés dans la fontaine de la *grande grille*, chaque panier étant placé sur un vase destiné à recevoir les parcelles du calcul, qui n'étant pas ou étant peu solubles, pouvaient se désagréger. Tout était aussi disposé pour que l'eau pût se renouveler autour de chacun d'eux. D'ailleurs, la chaleur de l'eau de la grande grille étant d'environ 38 à 39°. C., c'était placer ces calculs dans des conditions à-peu-près semblables à celles dans lesquelles ils se trouvent dans la vessie.

Après une immersion plus ou moins longue, suivant qu'ils ont été plus ou moins promptement attaqués par l'action de l'eau minérale, ces calculs ont été retirés et séchés. Ils ont été ensuite pesés et dessinés, comme cela avait déjà été fait avant de les plonger dans l'eau, afin de faire connaître avec exactitude ce qu'ils ont perdu de leur poids, et

---

(1) *Essai sur la dissolution de la gravelle et des calculs de la vessie*; chez J.-B. Baillière. Paris, 1837.

de pouvoir montrer en même temps jusqu'à quel point leur aspect a changé.

Je dois faire observer que, pour ces expériences, je me suis placé dans la condition la plus défavorable, en ce que je ne me suis servi que de calculs prove-nant de collections très anciennes, et dont, par con-séquent, le mucus, qu'ils contiennent tous en plus ou moins grande quantité, était extrêmement desséché et conséquemment devenu très peu soluble. L'un de ces calculs, par exemple, celui indiqué sous le n. 7, qui m'a été donné par mon confrère et mon ami, le docteur Jacquemin, avait été conservé dans sa fa-mille, et était accompagné d'une note qui nous a ap-pris qu'il avait été extrait de la vessie le 10 mars 1695. Presque tous d'ailleurs étaient très bien cristallisés, d'une contexture très compacte et d'une très grande dureté.

Tous ces calculs ont été analysés avec le plus grand soin par l'un de nos chimistes les plus distin-gués, M. Lassaigne, professeur à l'école vétérinaire d'Alfort. C'est d'après cette analyse que je donne la nature chimique de chacun d'eux ; et même des différentes couches dont quelques-uns se composent.

Le tableau suivant fera voir les résultats obtenus. Le numéro sous lequel chaque calcul y est indiqué, correspond à un même numéro des planches où on les voit représentés avant et après leur immersion dans l'eau.

Nos	NATURE DES CALCULS.	POIDS avant L'IMMERSION.	DURÉE de l'immers.	POIDS après L'IMMERSION.	PERTE pendant L'IMMERSION.	PERTE SUR CENT pendant L'IMMERSION.
		Gram.	Jours.	Gram.	Gram.	
5	Deux écorces * provenant d'un calcul d'acide urique, avec des traces d'ammoniaque........................	31 80	25	8 65	23 15	72 79
6	Un morceau d'un calcul de phosphate ammoniaco-magnésien, de couleur grise, mêlé seulement de mucus vésical....	31 50	18	17 25	14 25	45 23
7	Moitié d'un calcul d'acide urique, avec des traces d'ammoniaque...........	40 80	30	24 65	16 15	39 58
8	Moitié d'un calcul ayant au centre un noyau d'acide urique mêlé d'urate d'ammoniaque, et d'un peu d'oxalate de chaux; autour de ce noyau, une couche concentrique, très épaisse, d'oxalate de chaux pur; autour de cette couche, une autre, moins épaisse, d'acide urique, avec un peu d'ammoniaque et des traces d'oxalate et de phosphate de chaux, et enfin une écorce de phosphate de chaux et d'un peu de phosphate ammoniaco-magnésien et d'oxalate de chaux......	55 95	30	39 70	16 25	29 04
9	Moitié d'un calcul d'acide urique, avec des traces d'ammoniaque, à la surface duquel sont déposés des mamelons d'oxalate de chaux, recouverts eux-mêmes d'une couche qui, par sa solubilité dans l'acide sulfurique concentré et dans la potasse, semble faire croire qu'elle appartient à la matière colorante du sang..........................	31 20	30	16 20	15 00	48 07
10	Moitié d'un calcul de phosphate ammoniaco-magnésien, très blanc, avec des traces d'acide urique..............	16 25	18	6 65	9 60	59 07

* L'une de ces deux écorces a été brisée par accident, mais sans perte de substance, dans le transport de Paris à Vichy.

Nos	NATURE DES CALCULS.	POIDS avant L'IMMER-SION.	DURÉE de l'immers.	POIDS après L'IMMER-SION.	PERTE pendant L'IMMER-SION.	PERTE SUR CENT pendant L'IMMER-SION.
		Gram.	Jours.	Gram.	Gram.	
11	Moitié d'un calcul de phosphate ammo-niaco-magnésien, d'un blanc grisâtre.	9 20	20	2 60	6 60	71 73
12	Une partie d'un calcul d'acide urique, présentant de petits mamelons noirâtres à sa surface et quelques points de même couleur dans l'épaisseur même de sa substance, et qui ne sont que de la ma-animale............................	11 60	23	4 00	7 60	65 51
13	Le quart d'un gros calcul de phosphate ammoniaco-magnésien très blanc et très bien cristallisé.....................	36 80	43	10 55	26 25	67 65
14	Un petit calcul entier d'acide urique of-frant plusieurs facettes qui annoncent qu'il n'était pas seul dans la vessie.....	2 75	27	0 70	2 05	74 54
15	Moitié d'un calcul d'oxalate de chaux, avec des traces de phosphate de chaux, et ayant un noyau d'urate d'ammonia-que...............................	4 55	44	4 00	0 55	12 08
16	Moitié d'un calcul de phosphate ammo-niaco-magnésien, ayant un noyau de forme irrégulière, de couleur rougeâtre, d'une très grande dureté (il raye le ver-re), et contenant une très grande quan-tité de silice, un peu d'alumine et d'oxi-des de fer et de manganèse *.........	3 80	18	1 75	2 05	53 94
17	Moitié d'un calcul gris cendré d'urate d'ammoniaque, avec des traces de phos-phate et d'oxalate de chaux..........	3 05	18	1 20	1 85	60 65

* La composition de ce noyau, son aspect physique, sa forme irrégulière, sa couleur rougeâtre et sa dureté, tendent à faire croire à M. Lassaigne que c'est un *produit artificiel*, un *silicate alumineux*, analogue à celui qui fait la base du ciment.

Ces calculs, en exceptant toutefois ceux d'oxalate de chaux, sur lesquels les eaux de Vichy ne peuvent agir que très faiblement, ont en général perdu d'autant plus, dans le même espace de temps, qu'ils étaient plus volumineux, et qu'ils offraient, par conséquent, une plus grande surface à l'action de l'eau. La perte qu'ils ont éprouvée paraît être aussi un peu en rapport avec leur dureté plus ou moins grande et leur texture plus ou moins serrée; mais en les examinant et les comparant aux morceaux que j'ai conservés et dont ils faisaient partie, on voit néanmoins qu'ils ont été attaqués tout aussi bien par leur surface extérieure, en général très compacte et très polie, que par les points où il y avait eu solution de continuité.

Si maintenant l'on examine ce qu'ont perdu les calculs d'acide urique comparativement à ceux de phosphate ammoniaco-magnésien, on trouve que les premiers (voyez les Nos 5, 7, 9, 12 et 14), qui pesaient ensemble 118 grammes 15 centigrammes, et qui sont restés, terme moyen, 27 jours dans l'eau, ont perdu, pendant cet espace de temps, 63 gramm. 95 centigr., ce qui fait environ 50 0\|0, et que ceux de phosphate ammoniaco-magnésien (v. les Nos 6, 10, 11, 13 et 16), qui pesaient ensemble 97 gram. 55 centigr., et qui sont restés, terme moyen, seulement un peu plus de 23 jours dans l'eau, ont perdu 58 gram. 75 centigr., ce qui fait environ 60 0\|0; d'où il résulterait, si l'on devait s'en rapporter à ce petit nombre d'expériences, que, contrairement à l'opinion généralement reçue, les calculs de phosphate ammoniaco-magnésien seraient un peu plus faciles à détruire que ceux d'acide urique, qui avaient toujours été regardés jusqu'à présent comme les seuls contre lesquels il était possible d'espérer quelques succès de l'emploi des moyens *lithontriptiques*.

Voulant en outre savoir comment s'était opérée la perte que ces différens calculs ont éprouvée par leur immersion dans l'eau minérale, j'ai prié M. Lassaigne de vouloir bien analyser aussi les résidus recueillis dans les vases placés au-dessous de chacun d'eux; mais ces résidus se sont trouvés formés, pour la plus grande partie, indépendamment du sédiment que laisse déposer naturellement l'eau minérale, et qui est ordinairement formé en grande partie de carbonate de chaux et de magnésie, d'une terre argileuse, mêlée de sable et de débris organiques, provenant sans doute de poussière tombée sur la fontaine et d'un morceau de toile dont chaque panier était recouvert, et qui a été fortement altéré par l'action de l'eau; de sorte qu'il était difficile d'obtenir, par cette analyse, un résultat bien concluant. Cependant M. Lassaigne a trouvé, sur cent parties du résidu (mélangé comme je viens de le dire) du calcul N°. 7, qui était formé d'acide urique, avec des traces d'ammoniaque, 4, 5 d'acide urique en partie combiné à l'ammoniaque, et, sur également cent parties du résidu du calcul N°. 13, qui était entièrement formé de phosphate ammoniaco-magnésien, 54 de phosphate am-

3.

moniaco-magnésien en poudre très fine ; d'où l'on
voit que tout l'acide urique que perdent les calculs
de cette nature , dans l'eau de Vichy, ne passe pas
à l'état d'urate de soude , mais qu'une petite partie se
trouve simplement désagrégée , et que pour les calculs de phosphate ammoniaco-magnésien, il n'y a
probablement que désagrégation , par suite de la
dissolution de la matière animale qu'ils contiennent.

Le calcul N°. 8, qui était composé en très grande
partie d'oxalate et de phosphate de chaux , et d'un
peu d'acide urique, a perdu en 30 jours, 16 gram.
25 centigr. ; mais il faut dire que cette perte a eu
lieu particulièrement aux dépens d'une de ses couches
et de son noyau central, qui étaient presque entièrement formés par de l'acide urique. Il est bien vrai
que son écorce ou couche extérieure, qui était com-
posée de phosphate de chaux , d'un peu de phosphate
ammoniaco-magnésien et d'oxalate de chaux, a aussi
beaucoup perdu ; mais ici, ce n'a été que par désagrégation (1) : et je dois même faire remarquer qu'il
résulte évidemment de l'aspect du calcul, que cette
désagrégation n'a été si considérable , que parce que
cette couche a manqué de soutien, lorsque celle d'a-
cide urique qu'elle recouvrait, et qui avait été mise à
nu par le trait de scie qui avait divisé le calcul en
deux parties, a été dissoute dans tous les points où

(1) C'est ce dont il a été facile de juger en examinant le résidu qui a
été recueilli dans le vase au-dessus duquel était placé le panier qui
renfermait le calcul.

elle s'est trouvée en contact avec l'eau minérale, car ce calcul a été très peu entamé par sa surface extérieure, qui ne présentait pas de solution de continuité. C'est effectivement là ce qui devait arriver; car les oxalates et les phosphates de chaux étant insolubles dans les alcalis, ce n'est qu'en attaquant l'acide urique qu'ils peuvent contenir, et en dissolvant la matière animale qui leur sert de ciment, en les désagrégeant enfin (1), que l'on peut espérer détruire les calculs de cette nature, et l'expérience prouve malheureusement que, dans ce cas, la désagrégation est très lente et très difficile à obtenir.

Le calcul N°. 15, formé par de l'oxalate de chaux, avec des traces de phosphate de chaux, et ayant seulement un petit noyau d'urate d'ammoniaque, n'a perdu, en 44 jours, que 55 centigr., et cette perte s'explique par la disparition de son petit noyau central, et par une petite quantité de son oxalate de chaux, qui a été trouvé désagrégé dans le résidu. Ce qui démontre que ce calcul a éprouvé une certaine

---

(1) Cette expérience nous indique que dans le cas où les eaux de Vichy ne réussiraient pas à diminuer d'une manière sensible un calcul renfermé dans la vessie, on devrait le supposer formé par de l'oxalate ou du phosphate de chaux, ou seulement recouvert d'une couche de l'une de ces deux matières, et alors je crois qu'il faudrait le *perforer* en se servant d'un instrument lithotriteur. Ce serait d'abord le moyen d'arriver à pouvoir en connaître la composition, et ensuite cette perforation permettrait d'en mettre toutes les couches en contact avec l'urine, ce qui augmenterait beaucoup les chances de le détruire au moyen de boissons alcalines. C'est ce qui arriverait inévitablement, s'il renfermait des couches d'acide urique ou de phosphate ammoniaco-magnésien.

action de l'eau minérale, c'est que tous les mamelons dont sa surface extérieure est hérissée, sont un peu corrodés, mais cette action, comme on voit, est extrêmement faible, et donne peu d'espoir de succès contre les calculs de cette nature (1).

Le calcul N°. 17, composé d'urate d'ammoniaque, avec des traces de phosphate et d'oxalate de chaux, a perdu, en 18 jours, sur 3 gram. 05 cent. qu'il pesait, 1 gram. 85 centigr., ce qui fait plus de 60 0⁄0. On voit, par conséquent, qu'il a été fortement attaqué, malgré la présence d'un peu de phosphate et d'oxalate de chaux; mais il ne l'a été ainsi, que parce qu'il contenait en plus grande quantité de l'urate d'ammoniaque, qui est facilement décomposé par les alcalis.

Ainsi, en même temps que des observations pratiques, que des succès bien constatés, ne peuvent plus laisser de doute sur la possibilité de guérir la pierre, du moins dans le plus grand nombre des cas, sans aucune opération chirurgicale, et seulement au moyen

(1) C'est contre cette espèce de calcul que des injections acides dans la vessie seraient particulièrement indiquées; mais on sait combien il serait à craindre, en employant des injections de cette nature, de déterminer l'inflammation de la vessie. Il serait donc important de rechercher s'il n'y aurait pas quelque moyen d'empêcher l'action trop vive des acides sur la membrane muqueuse de cet organe, sans trop affaiblir celle qu'ils devraient exercer sur les calculs eux-mêmes. Déjà l'on sait, par exemple, que les boissons acides sont plus facilement supportées lorsqu'elles sont administrées avec du sucre ou du sirop. Ne pourrait-on pas, dans le cas d'injections à faire dans la vessie, essayer de se servir d'eau gommée pour étendre les acides dont on ferait usage?

des eaux de Vichy, administrées en boisson ou en bains, les expériences que je viens de rapporter, ainsi que celles que M. Chevallier a publiées de son côté, et qui ont été faites en mettant séjourner des calculs de composition chimique différente dans cette même eau de Vichy, viennent en quelque sorte nous donner la mesure de l'efficacité de cette eau, suivant la nature du calcul sur lequel elle exerce son action.

Il en résulte que les calculs les plus communs, ceux d'acide urique et de phosphate ammoniaco-magnésien (1), peuvent être facilement détruits, soit par dissolution, soit par désagrégation, et que ceux d'oxalate et de phosphate de chaux, pourront être désagrégés toutes les fois qu'ils seront mélangés d'acide urique et de phosphate ammoniaco-magnésien, à cause de l'action que les alcalis exercent sur l'acide urique et de la facilité avec laquelle ils désagrègent le phosphate ammoniaco-magnésien.

Les calculs contre lesquels les eaux de Vichy présentent le moins de chances de succès, sont ceux qui seraient exclusivement composés d'oxalate ou de

---

(1) Des recherches faites par Fourcroy et Vauquelin, et depuis, en Angleterre, par le docteur Prout, sur la fréquence comparative des diverses espèces de calculs, il résulte que ceux d'acide urique forment un peu plus que le tiers de leur nombre total, et que ceux composés de phosphate en forment un quart. Mais Prout pense que l'acide urique, servant ordinairement de noyau autour duquel la matière calculeuse se dépose, et entrant dans une proportion plus ou moins grande dans les autres espèces de calculs, on peut le considérer comme produisant réellement plus des deux tiers des calculs.

phosphate de chaux ; mais heureusement ces calculs sont rares, et encore est-il probable que, dans ce cas, l'on parviendrait, avec un temps beaucoup plus long, il est vrai, à les désagréger, en dissolvant la matière animale qui leur sert de lien.

Et si l'on obtient de semblables résultats en mettant séjourner dans de l'eau de Vichy des calculs aussi anciennement extraits de la vessie, et, par conséquent, aussi desséchés, n'est-il pas évident que l'on agira avec bien plus d'avantage dans la vessie où l'urine, qui s'y renouvelle sans cesse, et qui peut y acquérir, comme l'observation le démontre, un très-grand degré d'alcalinité, exerce son action sur des calculs humides, qui n'ont jamais été desséchés, et dont le mucus, par conséquent, a conservé toute sa solubilité? Ne peut-on pas d'ailleurs rendre cette médication beaucoup plus active encore, en faisant, comme M. le professeur J. Cloquet l'a déjà essayé avec avantage, des injections dans la vessie, au moyen d'une sonde à double courant (1) ?

---

(1) Dans une question presque tout entière de chimie appliquée à la médecine, j'ai pensé que l'on n'apprendrait pas sans intérêt ce qu'un chimiste aussi distingué que M. d'Arcet ferait s'il était calculeux. Or, voici comment je lui ai souvent entendu dire qu'il se conduirait dans ce cas.

« Je ferais l'analyse de mon urine, et je tiendrais pendant quel-
» ques jours note exacte de l'état de ma santé ; je me mettrais à
» l'usage de l'eau de Vichy, en en augmentant ou en en diminuant la
» dose suivant ce que j'en éprouverais, et toujours en tenant compte
» de mon état.

» Si je me trouvais bien de ce régime, je le continuerais jusqu'à
» guérison parfaite. Dans le cas contraire, je ferais prendre un

» échantillon de ma pierre , *en la perforant* par le procédé de la
» lithotritie, et j'en ferais l'analyse pour en bien connaître la na-
» ture.

» Si la composition des couches intérieures et du centre de la pierre
» donnait quelque espoir de la dissoudre ou de la désagréger par le
» moyen du bi-carbonate de soude , je reprendrais le traitement
» indiqué ci-dessus. Dans le cas contraire, je tenterais l'emploi de
» l'acide hydrochlorique faible, en injectant cet acide dans la vessie
» par le procédé de M. J. Cloquet.

» Si rien de tout cela ne me réussissait, j'en viendrais à la litho-
» tritie, et enfin, en cas de non possibilité, à l'opération de la taille. »

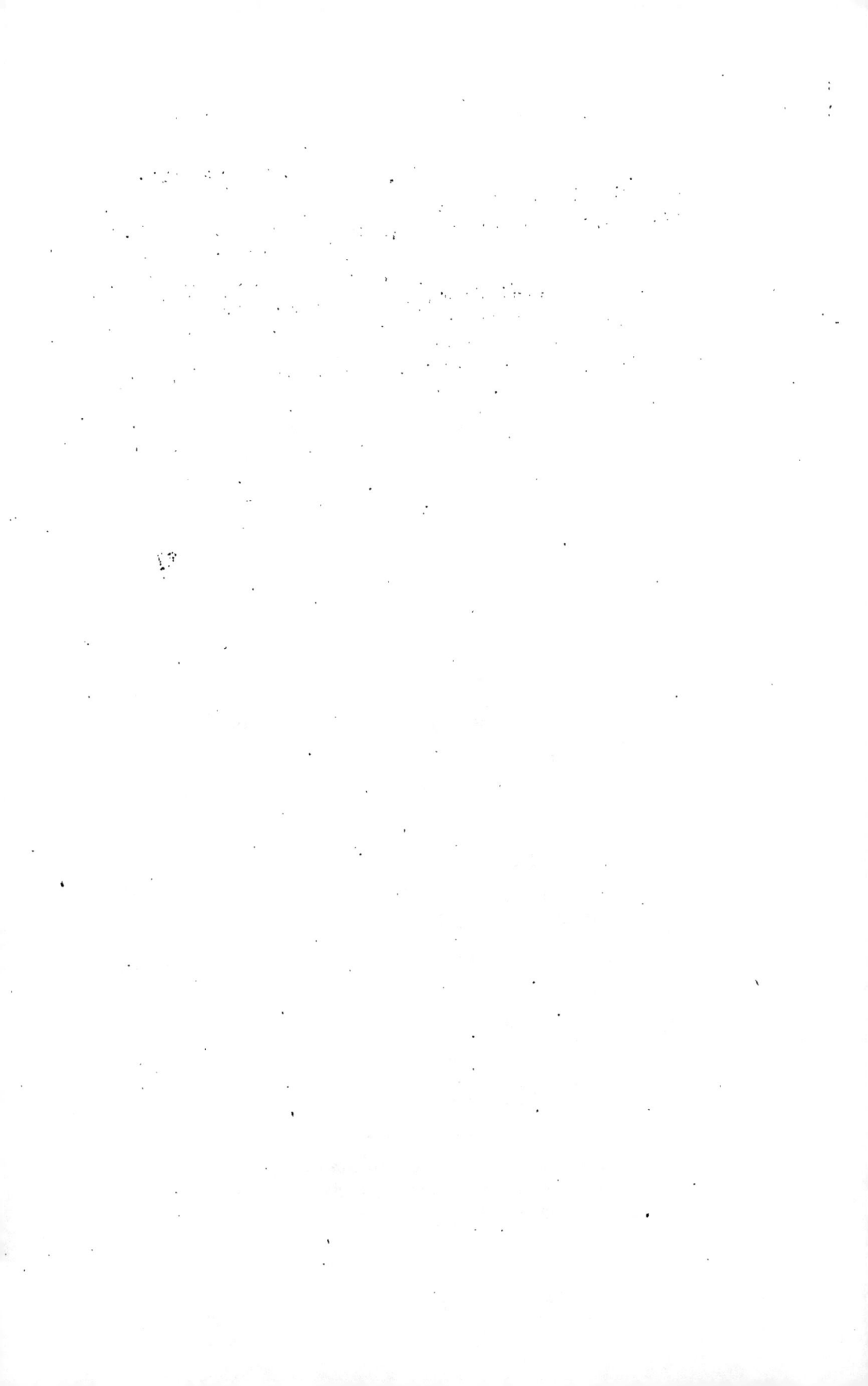

NOUVELLES OBSERVATIONS

SUR

L'EFFICACITÉ DES EAUX THERMALES DE VICHY

CONTRE LA GOUTTE.

DEUXIÈME PARTIE.

Dans un Mémoire que j'ai publié au commencement de 1835 (1), j'ai déjà cherché à appeler l'attention des praticiens sur les heureux effets des eaux de Vichy contre la goutte.

J'avais été frappé, avec la plupart des auteurs qui se sont occupés de cette maladie, des rapports qui existent entre elle et la gravelle d'acide urique. Ainsi, l'on sait que l'urine des goutteux est toujours très chargée d'acide urique; que très communément les mêmes individus sont affectés simultanément, ou à des époques différentes, de la goutte et de la gravelle, et que l'une et l'autre de ces maladies se manifestent souvent et également sous l'influence d'une disposition héréditaire qu'il est difficile de ne pas con-

---

(1 *Quelques considérations sur la nature de la goutte et sur son traitement par les eaux thermales de Vichy.* Crochard, libraire-éditeur; Paris, 1835.

sidérer comme étant de même nature dans l'un et l'autre cas, puisque l'on voit tous les jours des parens goutteux donner naissance à des enfans graveleux, et alternativement des parens graveleux donner le jour à des enfans qui deviennent goutteux. L'on sait, en outre, que la goutte et la gravelle ont une égale prédilection pour les gens riches, c'est-à-dire qu'un régime trop nourrissant, ou composé d'alimens très-azotés, exerce une égale influence sur le développement de l'une et de l'autre de ces deux maladies. Enfin, ce qui semble encore établir d'une manière plus frappante l'analogie des deux affections, c'est que l'analyse chimique a démontré que les concrétions qui se forment autour des articulations malades, chez les goutteux, ont, de même que la gravelle rouge, l'acide urique pour base.

Tels sont les principaux faits qui m'ont paru démontrer que la goutte et la gravelle d'acide urique sont liées à la même cause, quoique ayant leur siége dans des organes différens, et que cette cause consiste en ce que le sang contient, dans l'un et l'autre cas, de l'acide urique en excès, ou les élémens qui servent à le former; et c'est en même temps ce qui m'a conduit à penser que les eaux de Vichy, qui réussissent si bien contre la gravelle d'acide urique, soit pour la détruire, lorsqu'elle existe, soit pour en prévenir le retour, devaient également convenir pour combattre la goutte.

J'ai ensuite rapporté quelques faits qui semblaient venir à l'appui de cette opinion; mais j'ajoutais que ces faits me paraissaient trop peu nombreux, et que d'ailleurs il n'y avait pas assez long-temps que les malades étaient soumis à ce traitement, pour pouvoir en tirer jusque-là aucune conclusion. Je crus donc devoir me borner à les enregistrer, tels qu'ils étaient, seulement dans le but d'appeler sur ce point l'attention de mes confrères, et sans oser affirmer d'une manière positive qu'on guérirait la goutte à Vichy, ou en général par l'usage des boissons alcalines, et surtout qu'on la guérirait dans tous les cas, bien convaincu qu'il fallait une plus longue expérience pour fixer l'opinion des praticiens sur la valeur de cette médication. Je me réservais de continuer mes recherches, à mesure que de nouveaux malades se présenteraient à mon observation, et de faire ensuite connaître les résultats que j'obtiendrais.

Depuis cette époque, je crois avoir observé les bons effets des eaux de Vichy sur un assez grand nombre de malades pour pouvoir parler maintenant avec plus d'assurance de leur efficacité contre cette affection. Sans doute, cette efficacité ne s'observe pas au même degré chez tous les malades, et souvent sans qu'il soit possible d'assigner au juste la cause de cette différence d'action; mais, en cela, les eaux de Vichy ne diffèrent pas de tous les autres remèdes, sans même en excepter ceux qui sont employés comme spécifiques contre certaines maladies. Cependant, si quelquefois les résultats ne semblent pas aussi favorables qu'on pouvait l'attendre, presque toujours cela paraît évidemment tenir à ce que les malades, une fois rentrés chez eux, n'ont plus suivi aucun traitement, ou ne l'ont pas suivi avec l'exactitude et la persévérance nécessaires, ou bien à ce qu'ils n'ont pas voulu abandonner leur manière de vivre, qui était le plus souvent tout-à-fait en opposition avec celle qu'il aurait été convenable de suivre.

Il est évident, par exemple, que si un malade a en lui une grande disposition à la goutte, si surtout cette disposition est héréditaire, et s'il a déjà eu un grand nombre d'accès, il ne peut pas lui suffire de prendre les eaux de Vichy pendant un mois ou six semaines, pour être ensuite, après sa saison faite, et sans suivre un plus long traitement, entièrement et à jamais débarrassé de sa maladie. Il éprouvera sans doute de l'amélioration dans son état; il sera, par exemple, plus ou moins long-temps sans avoir d'attaques, et, si elles reparaissent quelque temps après avoir pris les eaux, elles seront certainement moins douloureuses et n'auront pas une aussi longue durée qu'auparavant; mais s'il ne veut pas suivre un régime convenable, et s'il ne fait pas quelquefois usage d'eau de Vichy naturelle ou au moins d'une eau alcaline artificielle, si enfin il ne s'alcalise pas de temps en temps, pour combattre la tendance à la formation de l'acide urique dont je considère la présence en excès dans l'économie comme la cause de la goutte (1), il est certain

(1) Indépendamment des boissons alcalines prises à jeun et aux repas, je crois que les goutteux feraient bien, dans le but d'éviter toute mauvaise digestion, de faire usage, dans le cours de la jour-

que la disposition à cette maladie se montrera de
nouveau, et que les attaques finiront par reparaître
tout aussi fréquentes et tout aussi violentes qu'elles
l'étaient auparavant. Il est même probable que, pour
se soustraire entièrement au retour des attaques auxquelles ils étaient sujets, les goutteux seront obligés
toute leur vie d'observer un certain régime, et de revenir de temps à autre à l'usage de quelque boisson
alcaline.

Néanmoins, les nouvelles observations que j'ai été
à même de faire, me semblent déjà assez nombreuses
et assez concluantes pour démontrer de la manière la
plus évidente que les boissons alcalines sont le remède le plus puissant et en même temps le plus facile
à employer, qu'on ait jamais opposé à cette cruelle
maladie. Ce remède me semble d'ailleurs tout-à-fait
rationnel, et, ce qui doit encore en augmenter le mérite, c'est que rien n'est plus facile que d'en calculer
les effets, que d'en mesurer en quelque sorte l'action
sur les malades, puisqu'il détermine toujours un
changement dans la nature de l'urine et dans quelques autres sécrétions, que l'on peut constater à tout
instant, à l'aide de papiers réactifs, et qui doit, par
conséquent, aider à guider le médecin.

Enfin, si les observations qui seront recueillies par

---

née, de pastilles de bi-carbonate de soude (pastilles de Vichy ou de
d'Arcet), que l'on trouve maintenant dans toutes les pharmacies:
Cette petite médication continuelle me paraît très avantageuse, et
elle est en même temps très facile à observer, puisque l'on peut
toujours avoir avec soi une boîte de pastilles.

la suite, continuent à donner des résultats aussi favorables que ceux déjà obtenus, ce dont il est difficile de douter quand on a suivi un certain nombre de malades, il sera alors parfaitement démontré que les goutteux pourront trouver dans les eaux de Vichy, et, probablement aussi dans d'autres boissons également alcalines, un remède dont l'efficacité sera au moins égale à celle des médicamens que la médecine est habituée à considérer comme spécifiques dans d'autres affections.

Ce qui m'a toujours frappé, et ce qui m'a surtout paru devoir inspirer de la confiance dans ce mode de traitement, c'est que les attaques de goutte ne durent jamais long-temps, et sont en général peu douloureuses, toutes les fois qu'elles se développent pendant que les malades sont soumis à l'action des eaux, et qu'ils sont suffisamment alcalisés. C'est une remarque que j'ai faite constamment, lorsque des goutteux ont été pris d'attaques à Vichy, ce qui arrive quelquefois, surtout pendant la première saison qu'ils y passent, soit qu'ils se trouvent alors à l'époque où elles devraient se manifester, soit, quelquefois, parcequ'ils se sont forcés à marcher, ce que ces malades doivent en général éviter, particulièrement lorsqu'ils prennent des bains tous les jours. J'en ai vu qui, voyant ainsi une attaque se manifester, se chagrinaient de l'idée qu'ils allaient être obligés de rester à Vichy, et d'y garder le lit pendant deux, trois ou quatre mois, plus ou moins suivant la durée ordinaire de leurs attaques, et qui ont été tout surpris, d'abord de souf-

frir incomparablement moins que dans les attaques
qu'ils avaient habituellement chez eux, et ensuite
d'en être débarrassés en quelques jours.

J'ignore encore si les eaux de Vichy réussiront à
guérir la goutte dans tous les cas ; car on sait que
cette maladie, sous le rapport de la violence de ses
attaques, de leur fréquence, de leur marche et des
désordres qu'elles peuvent laisser dans les articulations
qui ont été atteintes, varie presque autant que les
individus. Il est certain que les goutteux qui se sont
soumis à leur action n'ont pas tous été aussi promptement soulagés les uns que les autres, ni d'une manière aussi prononcée ; mais jusqu'à présent je n'ai
pas remarqué qu'il y eût de rapports constants entre
l'efficacité plus ou moins grande et plus ou moins
prompte de ce mode de traitement, et les différentes
formes que la goutte affecte ; et je suis porté à croire
que la différence dans les succès obtenus, tient plutôt
au régime suivi par les malades qu'à toute autre cause.
Ce qui du moins m'est déjà démontré, parceque c'est
un point sur lequel j'ai d'abord et particulièrement
porté mon attention, c'est que les goutteux qui ne
sont pas en même temps et qui n'ont jamais été affectés
de gravelle, guérissent tout aussi facilement que ceux
chez lesquels on observe à la fois ces deux affections.

La seule différence entre les diverses variétés de
la goutte, qui m'ait semblé jusqu'ici devoir être faite,
sous le rapport de la plus ou moins grande efficacité
des eaux, c'est celle qui existe entre la goutte inflam-
matoire, fixe ou régulière des auteurs, dont les at-

4

taques se renouvellent à des intervalles plus ou moins éloignés, et une autre forme de la même affection, ou qui du moins est considérée communément comme étant de même nature, qui est remarquable en ce qu'elle ne se manifeste jamais par des attaques bien caractérisées, qu'elle n'offre pas non plus de symptômes inflammatoires bien prononcés, et que cependant les malades souffrent toujours plus ou moins, que les articulations, et particulièrement celles des doigts et des poignets, se gonflent insensiblement et le plus souvent restent tuméfiées, s'entourent de concrétions, se déforment et finissent par devenir raides et de plus en plus inflexibles. Dans le premier cas, il est rare, surtout lorsque les malades veulent bien se soumettre en même temps à un régime convenable, que les eaux de Vichy n'amènent pas une grande et rapide amélioration, et qu'elles ne parviennent pas ensuite à empêcher complètement le retour des attaques ; mais, dans l'autre cas, il ne m'a pas paru que l'amélioration fût ni aussi marquée ni aussi constante. Néanmoins c'est là une distinction qui ne pourra être établie que lorsqu'on aura recueilli un plus grand nombre d'observations.

Pour que l'on puisse parfaitement juger des résultats obtenus jusqu'ici de l'emploi des eaux de Vichy contre la goutte, je rapporterai indistinctement toutes les observations que j'ai recueillies, toutes celles au moins dont les sujets ont suivi le traitement avec un peu de persévérance, et depuis déjà un certain temps. Je parlerai cependant aussi de ceux qui n'ont commencé leur traitement que pendant la saison de 1836, mais je n'en dirai qu'un mot, les observations de ces malades ne me paraissant pas avoir encore une assez grande valeur, quelle que soit l'amélioration déjà obtenue, à cause du peu de temps qui s'est écoulé depuis qu'ils se sont soumis au traitement. Je crois devoir aussi commencer par rappeler les deux cas que j'ai cités dans mon premier Mémoire, afin que l'on sache dans quel état se trouvent aujourd'hui les malades.

Première observation. — Le premier goutteux chez lequel j'ai eu l'occasion d'employer les eaux de Vichy, et dont j'ai donné l'observation dans mon premier Mémoire, est un médecin, M. Fouré, que sa maladie a obligé de renoncer à l'exercice de la médecine, et qui vit à présent retiré au Mans (Sarthe). Ce malade qui a maintenant 46 ans, et qui ne se rappelle pas avoir eu d'autres goutteux dans sa famille que sa grand'mère maternelle, vint à Vichy, pour la première fois, en 1833, ayant non seulement la goutte, mais étant aussi très sujet aux coliques néphrétiques, et rendant une très grande quantité de graviers. Il avait eu sa première attaque de goutte en 1821 ; elle fut très violente, très douloureuse, et l'obligea à garder le lit pendant six semaines. L'année suivante, il en eut cinq, et, depuis cette époque, il avait continué à avoir régulièrement, tous les ans, quatre, cinq et même six attaques, et toujours, dans l'intervalle, la marche était extrêmement douloureuse et pénible. Enfin, pour comble d'infortune, depuis six

4.

ans, il était devenu asthmatique, et il avait même des accès assez rapprochés.

Ce malade ne passa pas tout-à-fait un mois à Vichy, la première année. S'en étant parfaitement trouvé, et sous le rapport de la goutte et sous le rapport de la gravelle, il y revint en 1834, et y resta six semaines. Il marchait déjà, et cela depuis sa première saison, aussi facilement et sans plus souffrir qu'avant d'être goutteux. Une circonstance même que je crus devoir noter, c'est qu'il arriva à Vichy avec un accès d'asthme, qu'il conserva cette maladie, passant souvent des nuits entières sur son séant, pendant la plus grande partie de son séjour à Vichy, sans que les eaux aient paru avoir la moindre influence, ni en bien ni en mal, sur cette affection, et que huit jours avant son départ, tout en continuant l'usage des eaux, l'asthme cessa tout-à-fait; mais il faut dire que cette maladie reparut, après son retour dans sa famille.

N'ayant pas eu d'attaques, et se trouvant parfaitement aussi sous le rapport de la gravelle, ayant seulement de temps en temps quelques accès d'asthme, il ne revint pas à Vichy en 1835. Il se contenta de prendre chez lui, de temps à autre, une boisson alcaline artificielle, préparée avec le bi-carbonate de soude, et d'observer un régime convenable.

M. Fouré est revenu à Vichy pendant la saison dernière (1836), et il y a encore pris les eaux pendant près de deux mois. Depuis 1833, il n'avait eu aucune attaque de goutte; seulement à la fin de février 1836, il avait souffert très légèrement d'un pied pendant vingt-quatre heures. Il a été visité pendant son dernier séjour à Vichy par un grand nombre de malades qui voulaient apprendre de lui combien il avait été malade, et qui étaient bien aises de s'assurer par eux-mêmes de l'état où il était alors. Tous ont pu le voir marcher parfaitement, souvent du matin au soir, et sans la moindre douleur, lui qui marchait si péniblement à son arrivée à Vichy, en 1833. Il assurait même que ses jambes étaient aussi libres qu'à l'âge de 15 ans, et il voulut nous le démontrer un jour en dansant avec une très grande agilité.

Voilà donc un malade que l'on peut considérer comme étant entièrement guéri de la goutte et de la gravelle, ou qui, du moins, a maintenant acquis la certitude qu'en continuant à observer la sobriété et à faire usage, de temps en temps, d'eau de Vichy ou même seulement de bi-carbonate de soude, il parviendra à empêcher le retour de ces deux affections. Il n'y a que l'asthme contre lequel l'usage des boissons alcalines n'a produit aucun effet sensible, et qui seulement ne paraît avoir fait aucun progrès depuis que le malade s'est soumis à ce traitement.

Deuxième observation. — Le sujet de cette deuxième observation, M. D.., est le même dont j'ai cru devoir rapporter l'histoire avec quelque détails dans mon premier Mémoire sur la goutte, parce que c'est un des hommes les plus maltraités que j'ai connus, par cette affection, quoiqu'il ait à peine atteint sa 43e année. On peut voir, dans le Mémoire que je viens d'indiquer, tout ce que ce malade avait souffert, depuis l'âge de 25 ans, époque où se manifesta sa première attaque, et quelle multitude de remèdes il avait déjà essayés sans succès, quoiqu'il les eût toujours employés avec une conscience et un zèle vraiment exemplaires, lorsqu'il vint à Vichy pendant la saison de 1834.

Cette maladie l'avait déjà courbé en avant, et réduit à ne pouvoir plus faire que quelques pas, appuyé sur une canne, et encore avec beaucoup de peine. La plupart de ses articulations, surtout celles des pieds et des mains, étaient déformées et environnées de concrétions; le poignet gauche avait même été en partie luxé dans une attaque. Les genoux étaient volumineux, empâtés, non douloureux, mais raides. Le tronc avait presque entièrement perdu sa mobilité sur le bassin, et on trouvait à la partie inférieure de la région lombaire, particulièrement à gauche, au-dessus de la hanche du même côté, une grosseur qui devenait surtout très saillante, lorsque le malade voulait marcher, et qui contribuait sans doute alors à le faire pencher en avant, sur la jambe droite. C'était une masse assez élastique, mais au milieu de laquelle on découvrait une multitude de duretés, de sortes de concrétions plus ou moins volumineuses, séparées les unes des autres et mobiles, mais n'offrant presque pas de sensibilité à la pression. Le ventre était lui-même dur et comme empâté.

Ce malade était en même temps graveleux; mais les seuls désordres que la goutte avait déjà produits chez lui, étaient plus que suffisans pour l'inquiéter et lui faire envisager un triste avenir, car ses attaques devenant de plus en plus violentes et de plus en plus longues, les augmentaient chaque année. D'ailleurs sa santé générale était déjà fort altérée.

Il prit les eaux pendant près de sept semaines, et il en supporta facilement des doses très élevées; mais peu de jours après avoir commencé son traitement, il fut pris d'une attaque qui fut probablement déterminée par des douches que je crus devoir employer sur les concrétions dont ses pieds étaient entourés, afin d'y exciter un peu d'inflammation, ce qui me semblait le seul moyen capable d'en amener la résolution. Cette inflammation se développa en effet; elle commença par le gros orteil du pied droit, sur lequel précisément on avait d'abord fait frapper la douche, mais elle se propagea bientôt successivement à la plupart des autres articulations. Il survint enfin une attaque complète, et j'avoue que si j'avais su alors, comme je le sais aujourd'hui, combien il est facile de déterminer une attaque chez certains goutteux, lorsqu'on excite chez eux un point d'inflammation ou une douleur un peu forte près d'une articulation, je n'aurais pas employé les douches, ou du moins j'aurais attendu, pour le faire, que le malade fût alcalisé depuis un temps plus long, et que la maladie, par conséquent, fût déjà atténuée; j'aurais eu alors plus de chances d'éviter cet accident.

Néanmoins je n'eus pas lieu de m'en repentir, car cette expérience servit à m'éclairer sur l'heureux effet des eaux, employées même pendant les attaques,

et malgré la fièvre qui les accompagne. En effet, le
malade s'aperçut bientôt que ses douleurs étaient infiniment moins vives que dans ses attaques ordinaires,
ce qui lui inspira une grande confiance dans le traitement auquel je l'avais soumis. Il but alors de l'eau
avec une ardeur que j'avais peine à modérer, il en
porta la dose jusqu'à 24, 30 et même 32 verres par
jour, et il ne tarda pas à voir, sous cette influence, et
contre toutes ses prévisions, basées sur l'expérience
qu'il avait de ses attaques antérieures, la fièvre se
calmer et l'attaque arriver à son déclin. Quelques-
unes de ses concrétions disparurent, et la plupart des
autres diminuèrent de volume ; il acquit plus de souplesse dans les articulations, et la marche devint beaucoup plus facile qu'auparavant. De nombreuses et
abondantes évacuations rendirent aussi de la souplesse
au ventre, et les fonctions digestives se rétablirent
comme dans l'état de la meilleure santé. Ce fut surtout après son retour à Paris qu'il sentit cette amélioration faire des progrès.

Sa conduite, pendant tout l'hiver qui suivit, ne fut
certainement pas celle qu'aurait dû tenir un goutteux,
surtout un goutteux aussi gravement affecté qu'il
l'était ; mais, homme du monde, ayant contracté l'habitude, toutes les fois que la goutte ne le retenait pas
au lit, de passer toutes ses soirées dans des réunions
qui se prolongeaient ordinairement fort avant dans la
nuit, il était difficile de lui en imposer la privation,
surtout dans un moment où sa santé était meilleure
qu'elle n'avait été depuis très long-temps, et où il

sentait chaque jour ses forces augmenter. Cependant toute cette saison, ordinairement si funeste aux goutteux, se passa sans attaques, ce qui ne lui était pas arrivé depuis bien des années.

C'était déjà, sans doute, avoir gagné quelque chose, que d'être arrivé au printemps, malgré cette manière de vivre, sans avoir eu d'attaque. Néanmoins il était difficile d'espérer, chez un homme qui avait autant souffert, et chez lequel la goutte avait produit des désordres aussi profonds, qu'une seule saison passée à Vichy, empêcherait long-temps encore la goutte de reparaître. Effectivement, au moment où il se disposait à un second voyage à Vichy (à la fin de mai 1835), il fut pris d'une attaque. « Je » me traitai, me dit ce malade, dans une note qu'il » vient de me remettre (15 mars 1837), avec le bi- » carbonate de soude. Je bus beaucoup d'eau, et au » bout de deux mois, je me retrouvai à peu près sur » pied; mais la saison des eaux était passée, et je re- » mis la suite de mon traitement à l'année 1836.

» Au mois de décembre 1835, on me fit connaître » un médecin qui prétendait posséder un remède » infaillible pour guérir la goutte. Ce remède était » encore un secret, malgré un Mémoire que son au- » teur avait lu à l'académie royale de médecine, et » dans lequel il avait trouvé le moyen d'en parler lon- » guement, sans rien dire de sa composition; mais il » promettait, il est vrai, d'en faire connaître la for- » mule avant un mois. J'eus la faiblesse de consentir » à ce qu'on me l'administrât. J'en usai d'abord

» comme moyen préservatif, et ensuite, au mois de
» février, lorsque l'invasion de la maladie arriva avec
» violence, je multipliai les frictions, toujours sous
» la surveillance du médecin. Les effets de ce traite-
» ment furent affreux ; je passai six mois dans mon lit,
» et je perdis le peu de la faculté de marcher que j'a-
» vais conservée jusques-là. Je suis maintenant à peu
» près perclus.

 » Je dois dire que dès le moment où j'ai eu recours
» à ce funeste remède, j'ai complètement renoncé
» à l'usage des alcalis, afin de pouvoir mieux juger
» de l'effet du moyen que j'allais essayer ; mais j'ai
» l'intention, aussitôt que mes forces me le permet-
» tront, de me remettre au traitement de Vichy,
» dont j'avais obtenu de bons résultats. »

Ce malade avait obtenu une telle amélioration du
traitement qu'il avait subi à Vichy, en 1834, et cette
amélioration avait fait de si grands progrès pendant
plusieurs mois, après son retour à Paris, qu'il y avait
toute raison de croire qu'avec un bon régime et de
la persévérance dans le traitement, il parviendrait,
malgré l'état où il avait été réduit, à se rendre maî-
tre de ses attaques de goutte, à en empêcher tout-à-
fait le retour, et à recouvrer un usage plus complet
de ses membres. Aussi combien n'ai-je pas regretté
qu'il n'ait pas adopté un genre de vie plus convenable pour un goutteux, et surtout qu'il ait abandonné
son régime alcalin, pour prendre un remède en aveu-
gle, sans même en connaître la composition, et au

risque, ce qui malheureusement est arrivé, de se rendre beaucoup plus malade qu'il n'était auparavant.

Troisième observation. — M. Leyssens, âgé de 54 ans, demeurant à Anvers (Belgique), d'une très-forte complexion, ayant un très grand appétit, et mangeant en conséquence, vint à Vichy, le 20 mai 1835, dans le but d'y prendre les eaux pour combattre des coliques néphrétiques qui s'étaient renouvelées cinq à six fois depuis un an, et à la suite desquelles il avait rendu un grand nombre de graviers d'acide urique, dont un gros comme un pois; mais ce malade était en même temps goutteux depuis quinze ans.

Je crois devoir rapporter ici une remarque que le malade a faite sur une circonstance qui a précédé sa première attaque de goutte, mais sans cependant y attacher plus d'importance qu'elle n'en mérite. Se trouvant, en 1819, aux eaux de Bath, en Angleterre, quelqu'un lui dit : « Si vous avez la moindre disposition à avoir la goutte, vous la gagnerez en buvant de l'eau de Bath. » Il fut effectivement pris de la goutte quelque temps après, et, depuis cette époque, les attaques se renouvelaient tous les quatre ou six mois, et quelques-unes d'elles ont eu jusqu'à deux mois de durée. Cependant, depuis dix-huit mois avant son arrivée à Vichy, ce malade ayant fait un fréquent usage de magnésie et de *soda water,* pour combattre des aigreurs dont il était souvent tourmenté, non seulement ces aigreurs avaient disparu, mais il avait remarqué qu'en même temps les attaques de goutte ne se faisaient presque plus sentir.

M. Leyssens commença son traitement à Vichy par
un bain et cinq ou six verres d'eau en boisson, chaque jour. Son urine, qui était très acide auparavant,
devint promptement alcaline. La quantité d'eau en
boisson fut augmentée graduellement ; mais il était
difficile au malade de modérer son appétit. Cependant
ses reins qui étaient restés douloureux depuis qu'il
avait eu des coliques néphrétiques, se dégagèrent rapidement, et, quoiqu'il eût rendu beaucoup de graviers jusque là, il ne s'en montra plus dans son urine.
Il ne ressentit non plus, dans les articulations où la
goutte avait existé auparavant, qu'un peu de sensibilité, ce que l'on pourrait appeler de *légers avertisse-*
mens, symptômes que l'on observe d'ailleurs assez
souvent, surtout la première année, pendant l'action
des eaux, et particulièrement lorsqu'on fatigue les
articulations par trop d'exercice. Enfin, il quitta
Vichy, dans un état très satisfaisant, le 23 juin.

Depuis cette époque, jusqu'à la fin de février
1836, sa santé fut parfaite ; mais il eut alors une légère
attaque de goutte, que j'ai attribuée un peu au régime
qu'il avait suivi, et surtout à ce qu'il ne fit pas aussi souvent
usage de boissons alcalines que je l'aurais désiré.

Ce malade est revenu à Vichy pendant la saison
dernière. Depuis quelque temps, il voyait reparaître
un peu de sable dans son urine, mais il n'avait eu
aucun ressentiment de ses coliques néphrétiques ; et
il n'avait éprouvé non plus, depuis le mois de février,
aucune atteinte de goutte. Il a pris les eaux pendant
tout le mois d'août, et, en partant, lui ayant fait sen-

tir combien il était important qu'il observât la sobriété, et qu'il fît souvent usage de boissons alcalines, s'il voulait éviter le retour de la gravelle et des
attaques de goutte, il m'a promis de se soumettre à
tout ce que je lui prescrivais.

Je viens en effet de recevoir une lettre de lui, dans
laquelle il me dit qu'il s'est conformé à mes prescrip-
tions aussi exactement que possible ; qu'il a mangé très
peu de viande , et qu'il a toujours donné la préférence
aux légumes ; qu'il n'a bu que de l'eau très peu rougie
ou de la bière, et qu'à des intervalles plus ou moins
rapprochés, et pendant une douzaine de jours de suite,
il a fait usage d'une eau de Vichy artificielle que je
lui avais conseillée, et que je lui avais recommandé
de faire charger d'acide carbonique, afin qu'elle fût
plus agréable et surtout plus facile à supporter. Aussi
me dit-il que non seulement il n'a plus aperçu aucun
gravier dans son urine, mais encore qu'il n'a point
eu d'attaque de goutte cette année, quoique l'époque
à laquelle elle s'était manifestée, l'année précédente,
fût passée, et qu'un grand nombre de goutteux aient
été atteints cet hiver dans la ville qu'il habite.

Cette observation me paraît être une nouvelle
preuve de l'heureuse influence que les alcalis exercent sur la goutte. En effet, ce malade qui, depuis
1819, avait, surtout dans les derniers temps , plusieurs attaques chaque année, n'en a plus eu que
de rares atteintes depuis plus de trois ans, c'est-à-dire
depuis qu'il a fait usage, d'abord de magnésie et de
soda water, et ensuite d'eau de Vichy naturelle ou

artificielle; et encore il est probable qu'il aurait évité
l'attaque du mois de février˙de l'année dernière , si,
comme cette année, il avait suivi un régime convenable, et qu'il eût employé plus souvent, et avec
plus de persévérance, les boissons alcalines.

 Quatrième observation. — M. Giraud, âgé de 55 ans,
demeurant à Peuilly , près de Nevers , a eu la gravelle et des coliques néphrétiques dès l'âge de 25 ans.
Dans les premiers temps, il rendit une grande quantité
de graviers , et ses coliques étaient fréquentes. Ces
symptômes diminuèrent d'intensité pendant quelques
années ; mais ils reparurent ensuite tels qu'ils étaient
dans le principe. Enfin il finit par avoir la pierre , et,
en 1831 , il subit l'opération de la lithotritie , qui lui
fut pratiquée par M. docteur Civiale. Cette opération
fut accompagnée et suivie , m'a dit le malade , d'accidens graves , tels que déchiremens de la vessie ,
pissement de sang , inflammation de l'organe lésé ,
rétention d'urine, fièvre violente, et enfin souffrances
très vives. C'est à la suite de ces accidens , détermi-
nés par l'opération , qu'il eut sa première attaque de
goutte , et depuis ce moment jusqu'au 3 juin 1835 ,
époque à laquelle il vint prendre les eaux de Vichy ,
il avait eu déjà huit attaques. Il me dit aussi que
depuis dix-huit mois ses coliques néphrétiques étaient
revenues, qu'elles étaient fréquentes, très douloureuses , qu'il rendait beaucoup de graviers , et que
toute la région des reins étaient tellement sensible à
la pression, qu'il évitait de s'appuyer sur cette partie.

 Ce malade fut pris, dès son arrivée à Vichy , de

douleurs et de gonflement au gros orteil du pied droit, qui avait été le premier siége de la goutte, et qui a toujours été depuis la partie principalement atteinte par cette maladie. Cette attaque ne fut pour moi qu'une raison de plus pour lui faire suivre rigoureusement son traitement. Ses douleurs, comme cela s'observe ordinairement, lorsque la goutte se manifeste pendant que les malades sont sous l'influence de l'eau de Vichy, c'est-à-dire fortement alcalisés, furent incomparablement moins vives que dans ses autres attaques, et un cataplasme alcalin, appliqué le soir sur la partie malade, les diminua tellement qu'il put marcher un peu le lendemain. Le 9, le malade ayant fait une promenade à pied un peu trop longue et qui le fatigua, il souffrit de nouveau de son pied le lendemain. Nous eûmes encore recours le soir au cataplasme alcalin. Le malade continuait à boire et put aller au bain, comme les autres jours. Vingt-quatre heures après, le pied était presque entièrement revenu à son état naturel, et bientôt il put marcher facilement et mettre ses chaussures ordinaires. Le 15, la sensibilité de la région des reins avait entièrement disparu, il pouvait s'appuyer sur cette partie sans y exciter la moindre douleur. Il ne restait non plus ni sensibilité ni gonflement dans les articulations qui avaient été le siége de la goutte. Enfin, le 25, lorsqu'il quitta Vichy, son état général était excellent. Il avait repris un meilleur teint, son appétit était vif, et ses digestions se faisaient parfaitement.

A la fin de la saison de cette même année, vers

le 15 septembre, M. G.... revint à Vichy passer quelques jours, pour boire encore et se baigner. Il n'avait ressenti aucune douleur depuis l'époque où il avait quitté Vichy, après sa première saison.

Il continua ensuite chez lui à faire de temps en temps usage de boissons alcalines, et jusqu'au mois de juillet 1836, il éprouva à peine, et une fois seulement, quelques ressentimens de ses douleurs de goutte. A cette époque, et au moment où il pensait à retourner à Vichy, il fut pris d'une fièvre intermittente des plus violentes, qui dura trois mois, et qui le força de renoncer à son projet de retourner à Vichy. Il crut même devoir cesser tout-à-fait l'usage du bi-carbonate de soude pendant les trois mois que dura la fièvre. Aussi il lui revint, après ces trois mois, des douleurs de reins et quelques coliques néphrétiques, à la suite desquelles cependant il ne croit pas avoir rendu de graviers. Son urine était seulement très trouble et déposait beaucoup de mucosités et d'acide urique. Il se manifesta aussi, à la même époque, un accès de goutte, mais qui fut, à la vérité, m'écrit ce malade, peu douloureux et qui se borna au gros orteil du pied gauche.

Dès qu'il fut un peu rétabli de sa fièvre, il se remit à l'usage du bi-carbonate de soude. Bientôt alors son urine redevint claire, ses douleurs de reins cessèrent, et il m'écrit (14 mars 1837) que les coliques néphrétiques ni la goutte n'ont pas reparu depuis, qu'il a repris ses forces et son embonpoint ordinaire, qu'enfin il se porte bien ; mais qu'il continue à boire, chaque jour, une bouteille d'eau rendue alcaline au moyen du bi-carbonate de soude, et qu'il se propose de retourner à Vichy à la saison prochaine.

Cinquième observation. — M. de Saint-Avid, l'un des avocats les plus distingués de Tulle (Corrèze), âgé de 57 ans, d'un tempérament sanguin, d'une grande irritabilité nerveuse, et goutteux au plus haut degré, vint à Vichy le 21 juin 1835. Il avait toujours été sujet, mais particulièrement dans sa jeunesse, à des hémorragies. Très occupé, comme avocat, il se livrait depuis long-temps au travail continuel du cabinet.

A l'âge de 33 ans, il eut ses premières attaques de goutte. D'abord rares et peu intenses, elles commencèrent en 1822 à prendre un caractère de gravité qui s'est soutenu jusqu'au moment où il s'est soumis au traitement par les eaux de Vichy. Toutes les articulations des pieds et des mains avaient particulièrement souffert, et le malade était presque entièrement privé de leur usage. Les doigts étaient non seulement ankylosés, mais encore renversés du côté de la face dorsale de la main. Les pieds habituellement douloureux, étaient couverts de nodosités qui quelquefois s'irritaient, s'enflammaient, suppuraient et laissaient échapper une substance blanche, d'apparence calcaire. A diverses reprises, la goutte avait manifesté quelque tendance à se porter sur les viscères abdominaux, le foie particulièrement, ce qui, joint à quelques dispositions aux hémorroïdes, avait donné l'idée, depuis quelque temps, d'employer des appli-

5

cations de sangsues à l'anus. Pendant les attaques de
gouttes, il éprouvait des secousses nerveuses subites,
inattendues, des crampes et des contractions muscu-
laires involontaires ; ses fonctions digestives ne se faisaient presque plus, et même dans l'intervalle des attaques, elles se faisaient encore avec une extrême len-
teur. Le malade sentait aussi souvent des aigreurs qui
lui paraissaient venir de l'estomac. Il avait eu des coliques néphrétiques, et il rendait fréquemment du
sable rouge et quelquefois même de gros graviers. A son
arrivée à Vichy, il avait encore, aux pieds, des abcès
en suppuration, provenant de tophus qui s'étaient en-
flammés et ouverts. D'autres étaient prets à s'ouvrir.
Il ne pouvait marcher qu'appuyé sur deux cannes ou
deux béquilles, et encore ne pouvait-il ainsi traverser
la rue, pour aller de son hôtel au bain, qu'avec les
plus grandes difficultés.

Je lui conseillai, le premier jour, cinq verres d'eau
seulement et un bain. Le deuxième jour, il but dix
verres ; dès le troisième, il arriva facilement à boire
quinze verres, et il continua ainsi les jours suivans.
Après 8 à 10 jours de ce traitement, il semblait déjà
se rendre au bain avec un peu moins de difficulté.

Le 3 Juillet, je voulus essayer si en excitant un
certain dégré d'inflammation dans les articulations
ankilosées et déformées, au moyen de cataplasmes
fortement alcalins, l'on ne parviendrait pas à leur
rendre un peu de la souplesse qu'elles avaient perdues.
Je fis part de mon projet au malade, en le prévenant
qu'il était probable qu'en déterminant ainsi de l'in-

flammation dans des articulations qui avaient été souvent le siége de la goutte, l'on amènerait une attaque qui gagnerait les autres articulations ; mais je lui disais que j'avais la presque certitude, d'après ce que j'avais déjà observé, qu'étant fortement alcalisé, cette attaque, si elle arrivait, ne durerait pas long-temps. Il consentit à courir la chance de cette expérience, et nous appliquâmes immédiatement un cataplasme sur la main droite, sachant par expérience qu'en le saupoudrant fortement avec du bi-carbonate de soude et en le renouvelant pendant plusieurs jours de suite, on déterminerait l'inflammation dont je voulais essayer l'effet sur les articulations pendant que le malade était sous l'influence de l'alcalisation. Le 7, toute la main était tuméfiée, rouge et douloureuse, et le gonflement parcourut successivement, accompagné d'une fièvre assez forte et de grandes transpirations, toutes les articulations qui avaient été auparavant le siége de la goutte ; mais cette attaque fut moins douloureuse et incomparablement moins longue que celles que ce malade avait chez lui. Au bout de huit jours, il put se lever et aller à pied au bain ; mais nous n'avions obtenu aucune amélioration sensible dans l'état des articulations des doigts. Il continua à boire et à se baigner jusqu'au 5 août, époque où il quitta Vichy dans un très bon état de santé générale, et marchant très sensiblement mieux qu'à son arrivée.

M. de Saint-Avid m'écrivait le 15 avril 1836 : « Je suis heureux de vous apprendre le changement » qui s'est opéré dans mon état. Depuis mon retour

5.

» de Vichy, je n'ai eu aucune attaque. Quelques
» douleurs passagères m'ont fatigué, mais non assez
» vivement pour me retenir au lit et très rarement
» dans ma chambre. Depuis plusieurs années, j'étais
» obligé, même hors le temps des attaques, de faire
» fermer mon cabinet pendant plusieurs heures du
» jour, à cause de la fatigue que j'éprouvais, et, de-
» puis huit mois, étant accablé d'occupations aux-
» quelles je ne puis suffire, je travaille dix ou onze
» heures par jour, sans en être fortement incommo-
» dé. »

Néanmoins, ses mains étaient restées à-peu-près
dans le même état de déformation qu'auparavant, elles avaient seulement acquis un peu plus de force.

Le 19 juin suivant (1836), M. de St-Avid revint
prendre les eaux à Vichy. Cette fois, il se logea loin
de l'établissement thermal, et je fus tout étonné de le
voir arriver aussitôt chez moi, à pied, ce qu'il n'aurait
jamais pu faire l'année précédente. Il m'apprit que
depuis la saison dernière, il n'avait pas eu le mondre
ressentiment de goutte; mais aussi il avait suivi le régime que je lui avais prescrit, avec la plus grande,
avec la plus religieuse exactitude, et il avait pris
constamment des boissons alcalines. Il me disait qu'a-
vant de venir à Vichy, lorsqu'il avait la moindre
égratignure ou le moindre malaise, il était pris de la
goutte aussitôt après; que depuis, il était souvent survenu des circonstances dans lesquelles il aurait
dû avoir des attaques, et que cependant il n'en avait
eu aucune. Il venait d'avoir une fièvre bilieuse qui

avait nécessité un traitement assez actif, et je fus même obligé, à son arrivée à Vichy, d'employer le sulfate de quinine pour arrêter des accès qui se renouvelaient tous les jours. « Autrefois, me disait-il, dans
» une semblable circonstance, j'aurais eu inévitable-
» ment la goutte ; eh bien ! je n'en ai pas eu la moin-
» dre atteinte. »

M. de Saint-Avid avait aussi, indépendamment
de la goutte, des douleurs rhumatismales, deux
choses qu'il savait très bien distinguer. Presque
toujours les douleurs rhumatismales duraient une
vingtaine de jours, et le plus souvent la goutte venait s'y joindre. Depuis Vichy, il n'avait ressenti que
de très faibles douleurs rhumatismales, mais jamais
elles n'avaient duré plus de trois à quatre jours, et
jamais non plus la goutte n'était survenue. Quelques
mois avant de revenir à Vichy, il avait fait agrandir
une ouverture fistuleuse qu'il avait au talon droit, et
qui était entretenue par la présence de concrétions,
et l'on en fit sortir un très gros morceau de matière
tophacée. La plaie se ferma quelque temps après. Enfin, il avait de la force et son aspect général était
celui de la santé.

Je mis de suite ce malade à l'usage de trois à
quatre bouteilles d'eau en boisson, et de deux
bains par jour. Il supporta très bien ce traitement,
et pouvait venir à pied, soir et matin, prendre ses
bains. Mais il fit une imprudence qui amena une
attaque qui heureusement ne fut pas de longue durée. Le 10 juillet, sans m'avoir consulté à ce sujet,

se trouvant d'ailleurs dans un très bon état de santé, il alla à Gannat, à quatre lieues de Vichy, dans une mauvaise patache, et il revint le même jour, mais non sans avoir été horriblement secoué. Il le fut à tel point que ses coudes, sur lesquels il avait été obligé de s'appuyer, en étaient noirs. Le 11, la main droite devint un peu sensible ; le 12, la douleur augmenta, et, en quelques jours, cette main se tuméfia et devint très douloureuse. Le coude fut aussi affecté, ainsi que l'épaule du même côté, mais moins que la main. Il s'y joignit de la fièvre et des transpirations assez abondantes. Le 16, le poignet droit allait mieux, mais quelques doigts de la main gauche et le genou du même côté devinrent un peu douloureux. Le malade buvait dans son lit, de quatre à cinq bouteilles d'eau minérale par jour. Le 17, moins de fièvre, et depuis, amélioration chaque jour.

Cette attaque, qui me paraît tout à fait accidentelle, et qu'on ne peut raisonnablement attribuer qu'à la cause que j'ai indiquée, obligea M. de Saint-Avid à rester à Vichy quelques jours de plus qu'il ne comptait ; mais enfin il fut en état de se mettre en route le 28 juillet.

Je viens de recevoir des nouvelles de ce malade (20 mars 1837), il me dit : « L'amélioration dans mon » état a continué cette année. Depuis mon départ de » Vichy, je n'ai éprouvé qu'une légère attaque de » goutte, dans le mois de novembre. Deux articu- » lations seulement ont été prises. La durée de l'at- » taque n'a été que d'environ quinze jours, et je n'ai

» pas souffert de ces douleurs atroces qui m'acca-
» blaient autrefois.

» J'ai éprouvé quelques indispositions étrangères
» à la goutte, des douleurs rhumatismales et actuel-
» lement la grippe; elles n'ont pas réveillé la goutte,
» preuve évidente que mon état est amélioré, puis-
» qu'auparavant, cette cruelle maladie apparaissait à
» la première indisposition ou douleur rhumatis-
» male.

» Si je n'ai pas été cette année tout-à-fait aussi
» bien que l'année dernière, il est possible que ce
» faible changement provienne de ce que je n'ai pas
» observé aussi sévèrement le traitement, sur tout en
» ce qui concerne les purgatifs, la boisson alcaline
» et les bains de même nature. »

Quoique ce malade ait un peu souffert de sa goutte depuis qu'il a commencé son traitement, je le re-
garde néanmoins comme une très grande preuve de
l'heureuse action que les eaux de Vichy exercent contre cette maladie. En effet, quand on se rappelle depuis quel temps et jusqu'à quel point ce malade était
goutteux, tout ce qu'il a dû souffrir pour avoir les
articulations dans l'état où elles sont, que ses attaques étaient fréquentes, très longues, accompagnées
de douleurs atroces, et qu'il suffisait chez lui de la
moindre douleur ou de la moindre fièvre pour les
provoquer, qu'il ne pouvait presque plus supporter
le travail qu'exige sa profession, que son état empi-
rait chaque année, et qu'on le voit maintenant pouvant
marcher avec incomparablement plus de facilité qu'a-

vant son traitement, travaillant dix à onze heures par jour sans trop de fatigue, et n'ayant éprouvé, depuis bientôt deux ans, que de rares douleurs, et très légères en comparaison de celles qu'il avait autrefois. Il est impossible de ne pas reconnaître qu'il s'est opéré chez lui un changement remarquable. Et si encore l'on examine dans quelles circonstances se sont développées les douleurs qu'il a éprouvées, il est difficile de ne pas attribuer, par exemple, celles qu'il a ressenties à Vichy à l'ébranlement que ses articulations ont dû subir pendant le voyage qu'il fit à Gannat dans une voiture extrêmement dure ; et, quant à la légère attaque qu'il a eu à Tulle, au mois de novembre, il croit lui-même qu'il est possible de l'attribuer à ce qu'il n'a pas suivi son traitement, cette année, aussi ponctuellement que l'année dernière.

Sixième Observation. — M. Suppoix, maire de la commune de Saint-Martin-de-Salencé (Saône-et-Loire), âgé de 42 ans, d'une forte constitution et d'un tempérament sanguin, était goutteux depuis quatre ans, lorsqu'il vient à Vichy, le 30 juin 1835. Cette maladie avait commencé avec tant de violence qu'il était réduit, depuis déjà long-temps, à ne presque plus marcher qu'avec des béquilles. Les articulations des pieds et des genoux furent les premières prises ; mais la maladie s'étendit bientôt à toutes les autres. Ses attaques se renouvelaient tous les deux ou trois mois. ; elles duraient au moins un mois à six semaines, avec une fièvre qui allait quelquefois jusqu'au délire ; et elles étaient si violentes et si douloureuses, qu'il était dans l'impossibilité de faire le moindre mouvement dans son lit. Dans l'intervalle de ses attaques, il était encore long-temps sans pouvoir marcher. Voulant néanmoins continuer le commerce de bœufs auquel il se livre, il se faisait alors porter aux foires, et là il faisait ses marchés, étendu sur un matelas. Lorsqu'il arriva à Vichy, il marchait très difficilement; il avait surtout une peine extrême à descendre un escalier. Cependant ses articulations n'étaient pas environnées de concrétions, et n'étaient pas non plus restées sensiblement plus grosses que dans l'état naturel.

Il prit d'abord, chaque jour, cinq à six verres d'eau et un bain. Je crus devoir essayer dans ce cas quelques douches, mais seulement tous les deux jours, et avec la précaution de ne les faire porter que très peu de temps sur les articulations qui avaient été le principal siége de la maladie. Je fis aussi augmenter graduellement la dose de l'eau en boisson jusqu'à dix à douze verres par jour. Dès le 3 juillet, ce malade me disait qu'il souffrait beaucoup moins et marchait plus facilement qu'auparavant. Son urine qui était très chargée d'acide urique avant de commencer l'usage des eaux, et qui déposait beaucoup en rouge, était devenue parfaitement claire. Le 9, il n'accusait plus aucune douleur; sa marche était facile, et il me fit remarquer qu'il descendait un escalier comme s'il n'avait jamais été goutteux. Il avait beaucoup transpiré pendant les premiers jours de traitement, ce que j'attribuai surtout aux douches qu'il prenait tous les deux jours, enfin le 11 juillet, il se sentait si bien qu'il voulut partir.

Ce malade est revenu prendre les eaux pendant la saison de 1836, le 4 juillet. J'ai appris alors qu'il s'était très bien porté depuis la saison précédente, que deux fois seulement il avait éprouvé quelques légères douleurs et de très courte durée. Il marchait du reste très librement et était fort enchanté de l'état où il se trouvait, après avoir autant souffert. Ne pouvant rester que quelques jours, je lui fis boire douze à quinze verres d'eau et prendre un bain par jour. Il continua à aller parfaitement, et quitta Vichy le 15 juillet.

Je viens de recevoir des nouvelles de ce malade (15 mars 1837). Il m'apprend que sa santé est excellente et qu'il n'a éprouvé aucun ressentiment de ses attaques.

Cette observation me semble remarquable, tant à cause de la promptitude avec laquelle le malade a été soulagé, que parce que depuis cette amélioration s'est parfaitement soutenue.

Septième Observation. — M. Beauvisage, âgé de 57 ans, demeurant à Paris, boulevart Saint-Martin, n. 57, me fut adressé par son médecin, M. le docteur Roche, secrétaire de l'académie royale de médecine, et arriva à Vichy le 4 juillet 1835. Il était goutteux depuis plus de 30 ans. Ses attaques, d'abord légères, avaient promptement acquis de la gravité. Il en avait au moins une tous les hivers, et, depuis quelques années, elles parcouraient toutes les articulations, duraient ordinairement plusieurs mois, et étaient accompagnées, pendant une grande partie de ce temps, de douleurs extrêmement violentes. La dernière avait commencé le 15 décembre, et il n'y avait que quinze jours, lorsqu'il arriva à Vichy, le 4 juillet, qu'il commençait à marcher un peu. Il n'existait pas de nodosités, mais les articulations des pieds restaient toujours gonflées, douloureuses et très raides. Il ne pouvait marcher qu'avec une grande difficulté, et encore fallait-il qu'il fût soutenu ou qu'il s'appuyât sur des cannes. Il avait rendu quelquefois des graviers d'acide urique, et il faut ajouter que son père était mort de la pierre.

Le traitement fut commencé par cinq à six verres d'eau en boisson et un bain par jour. L'amélioration fut très prompte. Le 17, la quantité d'eau en boisson avait été portée à dix à douze verres, et déjà le gonflement des pieds avait presque entièrement disparu, et la marche était devenue beaucoup plus facile qu'auparavant. Le traitement fut continué, et le 5 août, le malade quitta Vichy, marchant infiniment mieux qu'à son arrivée, mais ayant cependant encore un peu de sensibilité aux pieds.

Je le vis plusieurs fois à Paris, l'hiver suivant. L'amélioration qu'il avait obtenue à Vichy, avait continué à faire des progrès. Il machait de mieux en mieux, et chaque jour les pieds gagnaient quelque chose sous le rapport de la souplesse et de la sensibilité; mais aussi il suivait ponctuellement son régime, et buvait de temps en temps soit de l'eau de Vichy naturelle, soit de l'eau ordinaire rendue alcaline au

moyen du bi-carbonate de soude. Enfin il passa tout
son hiver sans avoir la moindre douleur de goutte,
ce qui ne lui était pas arrivé depuis bien des années.

M. Beauvisage est revenu à Vichy pendant la saison dernière, le 17 juin; mais, cette fois, il marchait
avec facilité, et ne se servait même plus de cannes,
au grand étonnement des personnes qui l'avaient
connu l'année précédente. Il prit, pendant un mois,
un bain et quatre à cinq bouteilles d'eau par jour. Il
marchait ou jouait au billard une grande partie de
la journée, à peu près comme s'il n'avait jamais eu la
goutte. Il voulut même danser, conjointement avec
d'autres goutteux qui formèrent un quadrille, au
premier bal qui fut donné au salon de l'établissement.
Enfin il quitta Vichy, dans l'état le plus satisfaisant,
le 20 juillet. J'ai revu souvent depuis ce malade à
Paris, et sa santé est toujours parfaite.

Ainsi, voilà un malade goutteux depuis plus de
trente ans, qui, chaque année, avait au moins une
attaque qui durait deux, trois, quatre, cinq et même
six mois, et, pendant une partie de ce temps, avec des
douleurs horribles, chez qui la marche était devenue
extrêmement difficile, dans l'intervalle des attaques,
même à l'aide de cannes, et qui, aussitôt après avoir
commencé l'usage des eaux de Vichy, a vu son état
non-seulement s'améliorer avec la plus grande promptitude, mais encore se maintenir au point de ne plus
avoir éprouvé depuis la moindre attaque, de pouvoir
faire les courses les longues sur le pavé de Paris,
sans canne, et sans en être beaucoup plus fatigué que

s'il n'avait jamais eu la goutte. La seule chose qui lui rappelle encore son ancienne affection, c'est un reste de sensibilité dans les cous-de-pieds, qu'il éprouve, mais un instant seulement, lorsqu'il se remet en marche, après avoir été quelque temps assis.

Huitième observation. —M. Poissonnier, âgé de 50 ans, géomètre en chef du cadastre, à Nevers, vint à Vichy, le 12 juillet 1835. Il n'était goutteux que depuis 1830, et cependant il marchait déjà avec une grande difficulté, et se voyait bientôt dans l'obligation de renoncer à ses fonctions. Déjà aussi, par suite de ses attaques, les doigts d'une de ses mains s'étaient déviés et étaient fortement inclinés sur son bord interne. Il n'eut d'abord qu'une attaque par an, et ensuite plusieurs dans la même année. La dernière qu'il venait d'avoir, avait été très forte, et l'avait obligé à garder le lit pendant cinq semaines. Cette attaque le prit dans un voyage qu'il fit à Paris, où il reçut les soins de M. le docteur Hervez de Chégoin. Elle parcourut toutes les articulations. En général, ce malade souffrait peu pendant ses attaques, à moins qu'il ne cherchât à se servir des membres malades; mais dans les intervalles il marchait toujours avec beaucoup de douleurs et de difficultés. Il pouvait encore monter un escalier, mais il ne le descendait qu'avec beaucoup de peine et toujours à reculons. Il lui était resté, depuis plusieurs années, à la suite d'une attaque de goutte, une tumeur ou une sorte de nodosité très dure et grosse comme un œuf de poule, qui occupait la partie supérieur de la malléole externe du pied droit.

Il n'avait jamais eu de coliques néphrétiques, mais son urine chariait souvent beaucoup de sable d'acide urique.

Il prit d'abord quatre à cinq verres d'eau, et ensuite sept à huit, et un bain par jour. L'amélioration fut graduelle et prompte. Vers la fin de juillet, il commençait à marcher facilement; il avait seulement encore un peu de raideur dans les articulations des pieds. La tumeur qui existait près de la malléole externe du pied droit, diminua aussi avec tant de rapidité, que le 2 août, il n'en restait presque plus de traces. Le 5 août, il se trouvait très bien et partit.

Je le rencontrai en passant à Nevers, le 20 septembre suivant, marchant très librement. Enfin, je le revis l'hiver, à Paris, où il m'apprit que, depuis qu'il avait quitté Vichy, il n'avait pas eu la moindre douleur de goutte. Il me fit aussi remarquer que ses doigts s'étaient redressés.

M. Poissonnier est revenu à Vichy, le 17 juin 1836. Il se plaignait d'uriner avec douleur, et j'appris alors seulement qu'il avait, depuis deux ou trois ans, une affection catarrhale de la vessie, paraissant avoir son siége principal près du col de cet organe, et que son urine déposait une assez grande quantité de mucosités. C'était une affection qu'il avait négligée ou au moins à laquelle il avait apporté peu d'attention. Quelque temps avant de revenir à Vichy, son urine était devenue plus chargée, et, en finissant d'uriner, il rendait des mucosités très épaisses. Il éprouva en même temps des douleurs vers le col de la vessie,

qui furent suivies d'un gonflement considérable et très
douloureux du testicule gauche. Lorsqu'il arriva à
Vichy, le testicule était moins enflammé, mais il était
encore très gonflé et très dur, et l'expulsion de l'u-
rine était toujours accompagnée de beaucoup de mucosités épaisses, filantes et mêlées de sang, ce qui occasionnait des douleurs très vives tout le long du canal. Cet état de souffrance qui se renouvelait chaque
fois qu'il urinait, s'accompagna de malaise et bientôt
d'un peu de fièvre. Enfin, le 29 juin, il se manifesta
nn peu de gonflement, avec douleur, au genou droit,
et la fièvre fut un peu plus forte. Le malade n'en continua pas moins son traitement, et je l'engageai même
à boire au moins trois bouteilles d'eau minérale dans
la journée. La nuit suivante fut assez agitée, et le
genou gauche devint lui-même un peu gonflé, et douloureux. Il éprouva aussi quelques douleurs aux reins
et au côté gauche du cou. Cependant le malade rendait beaucoup moins de mucosités sanguinolentes en
urinant. Le 30, le matin, je fis appliquer sur les genoux des cataplames préparés avec de l'eau de la fontaine de la Grande-Grille et de la farine de lin, et dès
le soir il n'y avait presque plus de douleur dans ces
articulations. Le genou droit avait même déjà beaucoup
diminué de volume; mais il y avait encore un peu
de fièvre. Le premier juillet, les genoux vont de
mieux en mieux ; la fièvre est moins forte, et aucune
autre articulation ne se prend. On peut lever le malade pour faire son lit. Enfin, le 3, les genoux sont re-
venus a leur état naturel, et il n'y reste plus qu'un

peu de faiblesse. L'urine est claire, l'expulsion en est facile, nullement douloureuse, et il n'y a plus aucun symptôme de l'affection catarrhale. Le malade s'aperçoit aussi que son testicule est revenu à son état naturel. Le 4, il s'est levé plusieurs fois et sans l'aide de personne.

Il allait de mieux en mieux, lorsque quelques imprudences rappelèrent encore quelques douleurs. Cependant elles se dissipèrent assez rapidement, et il quitta Vichy le 20 juillet.

Je suis persuadé que les douleurs que ce malade éprouva au col de la vessie et tout le long du canal, lorsqu'il urinait, et qui amenèrent du malaise et de la fièvre, furent la seule cause des douleurs articulaires qui se manifestèrent ensuite. J'ai du moins plusieurs fois remarqué que, chez certains goutteux, il suffit d'une douleur d'une intensité semblable, pour déterminer une attaque de goutte. On voit d'ailleurs que ces douleurs articulaires, comme cela arrive toujours chez les malades soumis à l'action des eaux de Vichy, n'ont été ni très douloureuses, ni d'une longue durée.

J'ai revu M. Poissonnier à Paris, au mois de décembre. Il me disait alors que, depuis son séjour à Vichy, il n'avait plus souffert ni de la vessie, ni de la goutte, et qu'il pouvait marcher du matin au soir, sans en être trop fatigué.

Je viens encore de recevoir une lettre de lui (16 mars 1837). Il me dit qu'il se porte à merveille, et qu'il marche comme il le faisait autrefois, sans se servir de canne. « Ma vessie, ajoute-t-il, va très-bien aussi,

» et j'urine comme par le passé, sans douleur aucune.
» Ce qui a disparu encore avec mes autres maux, et
» à ma grande satisfaction, ce sont des vertiges que
» j'éprouvais depuis quelque temps et qui commen-
» çaient à m'inquiéter. »

On a vu qu'une tumeur assez volumineuse qui existait depuis plusieurs années, chez ce malade, près de
la malléole externe du pied droit, et qui s'était manifestée à la suite d'une attaque de goutte, a disparu en
très-peu de temps, pendant son premier séjour à Vichy, et qu'elle n'a pas reparu depuis.

Une autre remarque à faire, c'est que l'engorge-
ment considérable et dur qu'il avait au testicule gauche, lorsqu'il arriva à Vichy, à la saison dernière, et
qui paraissait avoir eu pour cause les douleurs vives
qu'il ressentait depuis quelque temps au col de la vessie, a disparu aussi sous l'influence des eaux, administrées de manière à alcaliser fortement toutes les
sécrétions (1).

Neuvième observation.—M. Mozac, âgé de 36 ans,
demeurant à Sauxillange, près d'Issoire (Puy-de-
Dôme), était goutteux depuis neuf ans, lorsqu'il vint
à Vichy, le 18 juillet 1835. Chez lui, c'était une affection évidemment héréditaire, car son grand-père était
très-goutteux, son père a eu quelques attaques et son

_____

(1) J'ai donné des soins à un autre goutteux qui est venu pour la
première fois à Vichy pendant la saison dernière, et chez qui un en-
gorgement très dur de l'épididyme, existant depuis trente ans, a
disparu également sous l'influence d'une forte alcalisation.

frère est également affecté de la même maladie.
M. Mozac avait assez souvent des attaques ; il en eut
surtout une en 1833, qui fut extrêmement longue. Il
en souffrit, avec de très-courtes interruptions, depuis
le mois d'avril jusqu'à l'automne. Il en eut plusieurs
autres depuis, mais moins violentes et moins longues.
La dernière avait eu lieu au mois de mai qui précéda
son arrivée à Vichy. On voyait sur la face dorsale de
la main gauche, une tumeur large et très-dure, suite
d'attaques successives de goutte. Les genoux étaient
restés un peu gonflés, et, en général, les articulations
étaient raides et la marche difficile et souvent douloureuse.

Je prescrivis six verres d'eau en boisson et un bain
par jour, et je portai promptement la quantité d'eau
en boisson jusqu'à dix verres. Déjà, à la fin du mois,
la tumeur située sur la face dorsale de la main gauche
me parut diminuée de volume. Les genoux étaient
aussi moins gonflés. Enfin, le 14 août, lorsqu'il
quitta Vichy, toutes les articulations étaient sensiblement plus souples et la marche plus facile.

M. Mozac est revenu à Vichy, le 16 juillet 1836.
Depuis la saison précédente, soumis à un régime convenable, il n'avait éprouvé que quelques ressentimens
de douleur, et encore ce n'avait été, me dit-il, qu'a-
près être resté pendant long-temps exposé au froid et
à l'humidité. Je lui ordonnai de boire trois bouteilles
d'eau et de prendre un bain chaque jour, et du reste,
de continuer à observer la sobriété, et de proscrire,
comme toujours, tous les acides de son régime.

Vers la fin de son séjour, il se manifesta un furoncle sur la première phalange du doigt indicateur de la main droite. Ce furoncle amena un peu de gonflement au poignet, quelques douleurs dans le coude et jusqu'à l'épaule. Il y eut même aussi quelques douleurs dans le genou et dans le pied du même côté; mais tout cela fut fort léger et ne dura que quelques jours. Il est même plus que probable que, sans l'existence du furoncle dont je viens de parler, ce malade n'aurait éprouvé aucune douleur; et c'est encore là une preuve qu'il suffit, chez les goutteux, d'un peu d'inflammation développée près d'une articulation, pour susciter une attaque de goutte. Du reste, la tumeur qui existait sur la face dorsale de la main gauche, avait très-peu diminué de volume depuis la saison précédente.

M. Mozac quitta Vichy, le 10 août, très-bien portant.

Je viens d'apprendre que ce malade a succombé à la fin du mois de février, à une fluxion de poitrine, dont il a été atteint au moment où la grippe a commencé à exercer son influence en Auvergne, mais qu'il avait été très-bien portant jusque là, et que surtout, depuis qu'il avait quitté Vichy, il n'avait éprouvé aucun ressentiment de son affection goutteuse.

Dixième observation. — M. D....., âgé de 59 ans, demeurant à Paris, avait eu, il y a déjà long-temps, une affection du foie pour laquelle il s'était très-bien trouvé des eaux de Vichy. Étant devenu goutteux

6.

depuis quelques années, et ayant eu connaissance des effets que je venais d'obtenir, dans ce cas, de l'emploi de ces mêmes eaux, il se décida à s'y rendre pendant la saison de 1835, après avoir demandé toutefois l'avis de son médecin, M. le professeur Chomel. Ses attaques n'avaient jamais été très-violentes, mais, dans l'intervalle, il ressentait fréquemment des douleurs dans les articulations, surtout dans celles des pieds. Ces douleurs, quoique légères, le retenaient cependant chez lui, et elles revenaient si subitement et à des intervalles si irréguliers, qu'il ne pouvait former aucun projet, ce qui, indépendamment des souffrances, était pour lui un sujet continuel de contrariétés.

Arrivé à Vichy, le 14 juin, il commença immédiatement son traitement; mais je rencontrai chez lui une si grande susceptibilité, que ce traitement ne put jamais être très-actif. L'eau minérale en boisson, surtout l'eau froide, lui causait bientôt, ce que je n'ai encore observé que chez ce malade, une sorte de resserrement spasmodique à la gorge, qui l'empêchait quelquefois d'avaler. Peu de temps après, il y survenait de l'irritation qui amenait de la toux; de sorte qu'il fallait suspendre le traitement, ou du moins ne lui prescrire qu'une très-faible quantité d'eau à boire. Comme il conservait toujours un peu de sensibilité dans les articulations des pieds, il manifesta le désir de prendre des douches, et j'y consentis, ce que je n'aurais sûrement pas fait, précisément à cause de la sensibilité qui existait encore aux pieds, si j'avais eu

alors l'expérience que j'ai acquise depuis. Ces douches, dont l'usage fut commencé le 30 juin, amenèrent de la douleur au pied droit. Le 7 juillet, il y avait
un peu de gonflement et de rougeur; mais ces symptômes diminuèrent bientôt, et le 8, il pu marcher. Le
soir, il monta au salon de l'établissement, marchant
cependant encore avec un peu de douleur. En quit-
tant le salon pour rentrer à son hôtel, se trouvant
sur la dernière marche de l'escalier, et croyant être
de niveau avec le sol, son pied malade tomba de
toute la hauteur de la marche, et eut à supporter,
avec une très-forte secousse, tout le poids du corps,
ce qui occasionna une vive douleur. Le lendemain,
le pied était gonflé et très-douloureux, surtout autour des malléoles. Le 10, le gonflement des malléoles avait diminué, mais il s'en était manifesté un
peu sur le métatarse et dans les articulations de quelques orteils avec lui. Le malade fut obligé de garder
le lit pendant quelques jours; cependant, le 17, il commença à pouvoir marcher, et le 20, il put partir.

M. D.... ne suivit pas, lorsqu'il fut rentré chez lui,
un régime très-convenable, et surtout il négligea de
faire usage de boissons alcalines, conditions sans lesquelles les goutteux, de même que les graveleux, ne
doivent espérer qu'un soulagement momentané.
Aussi eut-il, pendant l'hiver, plusieurs atteintes de
goutte, et lui survint-il même des coliques néphrétiques, à la suite desquelles il rendit des graviers d'a-
cide urique, dont quelques-uns étaient gros comme du
plomb de chasse.

M. le docteur Chomel l'ayant engagé à retourner à Vichy pendant la saison dernière, il y est arrivé le 11 juillet, et il y a pris régulièrement les eaux, jusqu'au 5 août. Cette fois il n'a point souffert, et il m'a promis, en partant, qu'il observerait mieux son régime, et qu'il prendrait, au moins de temps en temps, des boissons alcalines.

Ce malade a effectivement suivi un régime un peu plus convenable que l'année dernière, et il a fait usage, de temps à autre, d'eau de Vichy naturelle ou de bi-carbonate de soude, mais toujours avec une grande modération, à cause de la susceptibilité de sa gorge. Cela paraît cependant avoir suffi pour amener le résultat que nous voulions obtenir ; car l'hiver s'est passé, sans qu'il ait été retenu chez lui un seul jour ; et chaque fois qu'il a aperçu un peu de sable dans son urine, il est parvenu à le faire disparaître, à l'aide de ces faibles moyens.

Cette observation fait voir combien il est essentiel, chez les goutteux, pour éviter les attaques, surtout pendant la première année du traitement, et tant que la disposition à cette maladie n'a pas été suffisamment combattue, d'éloigner toute les causes qui pourraient amener de l'irritation près des articulations qui ont déjà été le siége du mal, et que, lorsque les goutteux voudront suivre un régime convenable, une fois rentrés chez eux, et ne pas négliger d'avoir recours, au moins de temps en temps, aux boissons alcalines, ils auront de grandes chances d'éviter le retour des attaques.

Onzième observation. — M. J.-D...., âgé de 55 ans, conseiller à la cour royale de Riom, a le triste privilége d'être cité, en Auvergne, comme l'un des exemples les plus remarquables que l'on y connaisse, des ravages que la goutte peut produire. Dans sa jeunesse, passionné pour les plaisirs, menant une vie un peu agitée, il fut forcé plus tard de se livrer au travail du cabinet. Peu de temps après, il ressentit à un pied sa première atteinte de goutte, qui fut légère. Il s'en manifesta ensuite d'autres plus intenses, et bientôt la maladie s'étendit, d'abord à plusieurs et successivement à toutes les articulations. Après chaque crise, il éprouvait un peu plus de difficulté à marcher et à se servir de ses mains. Enfin, au bout de plusieurs années et d'attaques fréquentes, longues et douloureuses, ce malade fut réduit, d'abord à ne pouvoir plus marcher qu'avec des béquilles, et un peu plus tard à ne pouvoir plus marcher du tout.

Il était déjà dans cet état depuis quelques années, lorsqu'il arriva à Vichy, le 3 juillet 1835. Il ne lui restait plus aucun mouvement, ni dans les pieds ni dans les genoux, ni même dans les articulations des cuisses avec le tronc. Les mains étaient déformées, les doigts renversés, et il ne pouvait plus que difficilement écrire. Ses pieds également déformés, étaient dans ce moment très gonflés. Du reste, malgré tous ces désordres des articulations, on ne remarquait pas, ou presque pas, chez ce malade, de nodosités, de concrétions, comme celles que l'on rencontre chez

un grand nombre de goutteux. Ordinairement, et
c'était à quoi se bornait son exercice, lorsqu'il n'avait
pas d'attaques, on le portait de son lit à son fauteuil
et de son fauteuil à son lit; mais il était encore tellement souffrant, à son arrivée, d'une dernière crise,
qu'il ne pouvait presque remuer ni le tronc ni la tête,
et que pendant plusieurs jours il fut obligé de garder
le lit. Il commença néanmoins immédiatement à boire
quatre à cinq verres d'eau minérale par jour.

Au bout d'une douzaine de jours on put cependant
commencer à lui faire prendre des bains dans sa
chambre. Après un mois de traitement, il se manifesta un peu de mobilité dans l'articulation coxo-fé-
morale, du côté droit, de sorte que le malade put
commencer à faire un léger mouvement qui consis-
tait à éloigner et à rapprocher alternativement ce
membre de l'autre. Quelques jours après, le même
effet se fit remarquer au membre gauche, mais avec
plus de douleur et de difficulté. Vers la fin du mois
d'août, je reconnus aussi un peu de mobilité dans les
articulations des genoux, qui n'en avaient aucune
auparavant. Ces mouvemens s'agrandirent ensuite,
mais très peu et très lentement. Du reste, peu de
temps après avoir commencé l'usage des eaux, le
tronc et le cou se dégagèrent, toutes les douleurs disparurent, les digestions se firent parfaitement, et enfin la santé générale de ce malade fut dans l'état le
plus satisfaisannt. C'est après avoir obtenu cette amélioration, le 13 septembre, qu'il quitta Vichy.

Rentré chez lui, il continua à boire de temps

en temps de l'eau de Vichy, et il passa très bien son hiver. Deux ou trois fois seulement il ressentit quelques légères douleurs qui lui firent craindre de voir des attaques se développer, mais ces douleurs se dissipèrent et les attaques ne vinrent pas. Enfin sa santé se soutint assez bien pour pouvoir se faire porter à toutes les audiences de la chambre d'accusation, à laquelle il était attaché.

Ce malade est revenu à Vichy pendant la saison dernière, le premier juillet. Son état s'était maintenu. Il y avait même un peu plus de mouvement dans les extrémités inférieures que l'année précédente, mais pas assez pour pouvoir marcher avec des béquilles, ce qui était l'objet de toute son ambition. Je lui avais cependant bien recommandé de les exercer, afin de pouvoir en venir là, mais aussitôt qu'il voulait agrandir le mouvement, des douleurs se faisaient sentir, et il était alors obligé de cesser tout à fait de les exercer pendant plusieurs jours. L'état des doigts n'avait pas changé.

Ses occupations ne lui ont permis de rester, cette fois, que pendant environ cinq semaines. Il a bu un peu plus d'eau que la première année, et il a pris presque régulièrement un bain chaque jour, et ordinairement prolongé pendant plus d'une heure. Il aurait voulu prendre des douches, mais l'expérience m'ayant appris que, chez quelques malades, elles pouvaient, en irritant les articulations qui ont été le siége de la goutte, donner lieu à des attaques, j'ai toujours résisté à ses sollicitations.

Vers la fin de son séjour, au commencement d'août, il eut, à la suite d'une digestion laborieuse, quelques accès de fièvre intermittente, que je m'empressai d'arrêter, au moyen du sulfate de quinine. Néanmoins ces accès de fièvre ne provoquèrent aucune douleur de goutte.

Son médecin, M. le docteur Rougier, m'écrit (18 mars 1837) que, malgré deux légères atteintes de goutte, qu'il a eu depuis la dernière saison, il est généralement mieux portant, quoique cependant, à l'exception de l'eau de Vichy qu'il boit de temps en temps, il n'ait rien changé au régime qu'il a toujours suivi, et qui est celui d'un amateur de la bonne chère. Quant au mouvement des articulations, il est resté au même point où il était.

Il était impossible, chez un malade aussi maltraité par la goutte, et réduit à un tel état d'impotence, d'espérer le guérir entièrement; cependant on ne peut nier que sa santé ne se soit considérablement améliorée depuis qu'il a commancé son traitement, puisqu'il avait autrefois des attaques de goutte fréquentes, longues et très douloureuses, et qu'il n'en a plus éprouvé que quelques légères atteintes, et de courte durée, que sa santé générale est maintenant meilleure qu'elle n'était auparavant, et qu'il a pu continuer à remplir ses fonctions de conseiller à la chambre d'accusation de la cour royale, ce qui lui devenait tous les jours de plus en plus impossible.

Il n'y a que la mobilité des articulations des extrémités inférieures, qui n'a pas fait les progrès que j'a-

vais espéré, lorsqu'elle commença à se manifester
pendant la première saison que le malade passa à Vichy. Mais il faut dire que le peu de progrès des mouvemens de ces articulations tient peut-être aussi à ce
que le malade, qui craint extraordinairement la douleur, ne les a pas exercées autant qu'il aurait pu le faire.

Douzième observation. — M. l'abbé V..., vicaire-
général d'un diocèse près Paris, était goutteux depuis plus de vingt ans, lorsqu'il vînt prendre les eaux
de Vichy, le 16 juin 1835. Il avait ordinairement
plusieurs attaques dans l'année, et elles étaient souvent longues et très douloureuses. Elles ne revenaient
pas seulement pendant la mauvaise saison; il en a eu
quelquefois pendant l'été, et il m'a même dit qu'une
des plus violentes qu'il ait eues, se manifesta en Italie,
pendant de très grandes chaleurs, dans un moment enfin où la transpiration était très abondante. Cependant
ses articulations n'étaient pas déformées, et il marchait
encore assez librement lorsqu'il ne souffrait plus.

Il commença par boire quatre à cinq verres d'eau
à la fontaine des Célestins, et par prendre un bain
chaque jour. Il augmenta bientôt la quantité d'eau
minérale en boisson, et il en fit même usage aux repas. il continua ainsi, sans éprouver rien de remarquable, si ce n'est un appétit très violent. Cependant,
vers le commencement de juillet, il ressentit un peu
d'excitation, de l'agitation la nuit, de l'insomnie et
je l'engageai alors à diminuer la quantité d'eau en
boisson, et à prendre des bains un peu moins exci-
tans. Il quitta Vichy le 14 juillet, dans un très bon
état de santé.

Ce malade continua, chez lui, à prendre de temps en temps soit de l'eau de Vichy naturelle, soit du bicarbonate de soude. Pendant l'hiver suivant et jusqu'à son retour à Vichy, le 14 juin 1836, il avait bien éprouvé quelques légers ressentimens de douleur, mais il n'avait eu aucune attaque.

Pendant la dernière saison qu'il a passée à Vichy, il a bu de l'eau en beaucoup plus grande quantité que la première fois, et il l'a parfaitement supportée. Il avait une si grande appétence pour cette eau, et il s'en était créé un tel besoin qu'il ne pouvait plus s'en passer ; de sorte que, lorsqu'il allait faire une promenade un peu longue, il avait ordinairement le soin de s'en faire apporter. Vers la fin de sa saison, il eut une mauvaise digestion qui occasiona quelques douleurs d'entrailles et un peu de malaise pendant quelques jours, mais qui ne provoqua aucun ressentiment de son affection goutteuse. Le 24 juillet, il quitta Vichy très bien portant.

Ce malade étant allé passer l'hiver en Italie, je n'ai pu avoir de ses nouvelles à la fin de mars, ainsi que je m'en suis procuré de tous mes autres goutteux.

Les deux observations suivantes appartiennent à cette forme de la goutte dans laquelle on ne remarque jamais d'attaques bien caractérisées, mais des douleurs presque constantes, et seulement plus ou moins vives, et qui finit souvent par amener la déformation, la raideur et même l'immobilité des articulations.

Treizième observation. — M. D... avait, depuis huit ans, ce qu'il appelait un *rhumatisme articulaire goutteux* , sans jamais cependant avoir eu d'attaques bien déterminées, ni aucune crise de souffrances aiguës , lorsqu'il vint me consulter à Paris , au mois d'avril 1835. Il souffrait presque toujours plus ou moins de toutes les articulations qui s'étaient déformées graduellement et couvertes de nodosités. Celles des doigts étaient particulièrement altérées. Les gros orteils étaient aussi déformés. Enfin , toutes les articulations avaient été et étaient encore si malades, que la marche était extrêmement difficile. Mais, indépendamment de cette affection des articulations, ce malade était atteint , depuis quatorze ans , d'une dartre qui s'étendait sur une grande partie du corps. Il ne se rappelait pas d'ailleurs avoir jamais eu de goutteux dans sa famille.

Je ne pouvais pas , dans un cas pareil , donner grand espoir de succès à ce malade. Je lui dis que je n'avais pas encore employé les eaux de Vichy contre la goutte, se présentant sous cette forme , ni avec la complication d'une affection dartreuse , mais que cependant je ne voyais aucun inconvénient à en essayer l'action.

Il vint à Vichy le 14 juin 1835, étant depuis quelques jours un peu plus souffrant que d'habitude, marchant, par conséquent , un peu plus difficilement. Il prit les eaux régulièrement, et même à une dose assez élevée, jusqu'au 11 juillet, sans que ses douleurs aient paru en être modifiées d'aucune manière. Il resta souffrant pendant tout son séjour à Vichy , comme il l'était à son arrivée, et il en partit sans qu'il fût survenu le moindre changement à cet état. Ce malade renonça dès-lors tout-à-fait à l'usage des alcalis.

Pendant plusieurs mois après son retour chez lui, la marche devint presque impossible. Ce ne fut qu'au mois de janvier suivant, qu'il commença à se trouver un peu mieux et à pouvoir marcher. Il suit depuis, pour sa maladie de peau, un traitement dont il se trouve bien, et qui paraît aussi avoir eu une influence favorable sur son rhumatisme goutteux, qui a, m'assure le malade, beaucoup diminué.

Quatorzième observation. — M. de R..., âgé de 38 ans, d'une taille élevée et d'une complexion un peu grèle, était goutteux depuis dix ans, lorsque l'un des médecins les plus distingués de Paris, M. Récamier, me l'adressa, au mois d'avril 1835, pour me demander si je pensais que les eaux de Vichy pussent convenir dans le cas où il se trouvait. M. de R. [était affecté de cette espèce de goutte qu'on appelle communément goutte vague. En effet, il n'avait jamais eu d'attaques bien caractérisées, si ce n'est une fois, étant aux eaux d'Aix-la-Chapelle, il y avait quelques années. Il y fut pris, à un pied, de douleurs vives, avec gonflement et rougeur. Des sangsues le soulagèrent ; néanmoins l'attaque fut assez longue. A l'exception de celle-là, il ne se rappelait pas en avoir eu d'autres bien marquées ; mais il souffrait presque continuellement, plus ou moins seulement, suivant la saison, et, soit que ce fut un effet de la seule influence de la goutte, soit qu'un travail excessif de cabinet, auquel il se livrait presque sans relâche, y eut contribué, il avait vu toutes les articulations des pieds et des mains devenir raides, et bientôt s'y développer un grand nombre de nodosités. Les articulations des mains étaient déjà si malades, qu'il avait beaucoup de peine à fermer les doigts. On trouvait aussi, près du coude droit, une nodosité très volumineuse qui s'était développée dès le commencement de la maladie. Son urine déposait habituellement un sédiment très considérable d'acide urique.

Je n'avais pas encore une assez longue expérience du traitement de la goutte par les eaux de Vichy, surtout du genre de celle dont il était affecté, pour pouvoir lui promettre qu'il y trouverait guérison. Je me bornai à lui dire que je ne voyais aucun inconvénient à en essayer, et qu'il y avait des probabilités pour réussir, à cause de la présence, en quantité considérable, d'acide urique dans l'urine.

M. de R... vint effectivement à Vichy le 16 juin, et il y prit les eaux en boissons et en bains jusqu'au 10 juillet. Il se trouva bien pendant ce traitement, beaucoup mieux même qu'il n'était depuis quelques mois, c'est-à-dire qu'il ne ressentait plus ou presque plus de douleur ; mais la souplesse des articulations des doigts n'en fut pas augmentée d'une manière sensible, ou du moins, si cette souplesse paraissait plus grande un jour, cette amélioration ne durait pas.

Ce malade est revenu à Vichy le 15 juillet 1835. Son état me parut amélioré en ce que sa santé générale était meilleure, qu'il avait très peu souffert de ses

articulations, que les pieds avaient acquis de la souplesse et que la marche était plus facile. Cependant
les doigts étaient à peu de chose près aussi raide que
l'année précédente. Il reprit son traitement qu'il suivait régulièrement, lorsqu'il fut pris d'un rhume avec
fièvre, qui l'obligea à le cesser et à quitter Vichy le 4
août.

J'ai revu ce malade cet hiver ; il souffre fort peu
de ses articulations, et son affection gouteuse ne pa-
rait plus faire aucun progrès, tandis qu'il y a quelques
années, elle en faisait qui étaient sensibles tous les ans et
même tous les mois. Cependant les articulations des
doigts n'ont toujours pas plus de souplesse qu'auparavant.

Ainsi, voilà deux malades qui appartiennent à cette
classe de goutteux, qui n'ont pas d'attaques bien caractérisées. Chez l'un, elles n'ont eu aucun effet favorable, et chez l'autre, elles n'ont pas produit une
amélioration aussi sensible qu'on l'observe ordinairement chez ceux qui ont des attaques bien marquées
et se renouvelant à des intervalles plus ou moins éloignés. Cependant ces faits ne me paraissent pas suffi-
sants pour servir de base à une distinction, sous le
rapport de la plus ou moins grande efficacité des eaux
de Vichy, et je le crois d'autant plus que, pendant la
saison dernière, j'ai donné des soins à un autre malade, à peu près dans le même cas, qui m'écrit qu'il
a éprouvé, depuis son retour des eaux, une amélioration très sensible. D'ailleurs je ferai observer que le
sujet de la première observation n'est pas resté un mois

entier à Vichy, qu'ensuite il n'a plus suivi le traitement par les alcalis, et qu'enfin il existe chez ce
malade une complication d'affection dartreuse qui
occupe une très grande étendue de la peau, et dont
l'apparition a même précédé de six ans celle du rhumatisme goutteux, ce qui en fait un cas tout-à-fait excep-
tionnel.

J'ai cru pouvoir me dispenser de donner ici les
observations de quelques autres malades qui sont
venus à Vichy en 1835, non parce qu'ils se sont mal
trouvés de l'usage des eaux, car ils en ont au contraire ressenti de l'amélioration, mais parce qu'ils ne
les ont prises que pendant très peu de temps, que
depuis, ils ont complètement négligé le traitement par
les alcalis, ou qu'ils ont employé conjointement d'autres
remèdes vantés par le charlatanisme, et que parcon-
séquent, ces observations ne pourraient rien prouver,
ni pour ni contre l'action des eaux de Vichy.

Quand aux malades, en assez grand nombre, qui
sont venus à Vichy, pour la première fois, en 1836,
j'ai voulu également savoir comment ils avaient passé
l'hiver. Presque tous m'ont donné, à la fin de mars,
les nouvelles les plus satisfaisantes de leur santé.
Quelques uns cependant ont eu des attaques, mais en
général elles ont été légères et de courte durée.

Je ne crois pas devoir encore publier les observations de chacun de ces malades, parce que, comme je
l'ai déjà dit, il y a trop peu de temps qu'ils ont commencé leur traitement, et que, surtout pour ce genre
d'affection, il faut un mieux soutenu depuis un temps

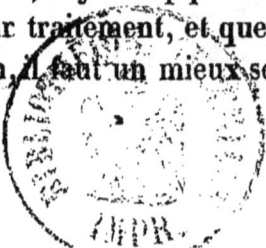

7

plus long, pour démontrer une amélioration réelle. Cependant quelques uns ont déjà observé un si grand changement dans leur état, et ont, contre leur ordinaire, si bien passé la mauvaise saison, que je ne puis m'empêcher de citer quelques extraits des lettres que j'en ai reçues.

M. P.-J...., juge de paix du canton de Flavigny (Côte-d'or), goutteux depuis 40 ans, ayant, surtout depuis dix ans, deux attaques très longues et très douloureuses chaque année, et qui ne pouvait plus marcher, dans l'intervalle, qu'avec les plus grandes difficultés, et encore en se courbant en avant et s'appuyant sur deux cannes, m'écrivait le 23 février : « malgré toutes les intempéries de la saison, les neiges, les froids et les pluies, je n'ai éprouvé aucun » ressentiment de goutte, et vos prévisions se sont » ainsi complétement réalisées.

» J'étais hier dans une commune un peu éloignée » de Flavigny, chez un de mes amis. Il m'avait vu, » il y a un an, c'est dire dans un bien triste état; » aussi a-t-il été émerveillé de me voir redressé et en » état de me promener pendant une demi heure dans » les allées de son parc. » Dans une autre lettre, du 31 mars, il me dit encore que, malgré les vicissitudes de l'atmosphère si dangereuses pour lui, à cette époque de l'année, il observe que son état s'améliore.

Enfin il est si content du changement qui s'est opéré en lui; qu'il finit ainsi sa lettre : « Le traitement que » vous m'avez fait suivre a opéré sur moi une vérita- » ble résurrection, puisque maintenant je puis voya-

» ger et vaquer à mes affaires, tandis qu'auparavant
» j'étais cloué sur mon lit ou au moins dans ma cham-
» bre. »

M. P...., négociant à Nantes, goutteux depuis
1823, et ayant, depuis 6 à 7 ans, deux ou trois attaques par an, me dit : « j'ai mille grâces à rendre aux
» eaux bienfaisantes de Vichy, auxquelles je dois
» d'être, depuis le mois d'octobre 1835, sans accès
» de goutte : je dis sans accès, parceque je ne puis
» tenir compte de deux légères inquiétudes, sans dou-
» leur, que j'ai ressenties cet hiver à un doigt de
» pied, et qui disparurent après deux jours de repos.
» Moi, maléficié à ce point, de me trouver heureux,
» depuis douze ans, d'avoir, chaque année, cinq à
» six mois l'usage de mes jambes, jugez, monsieur,
» combien je me trouve heureux de mon état. »

M. A...., sous-commissaire de marine, à l'île de
Ré, m'écrit : « Monsieur, il m'est infiniment agréa-
» ble, en répondant à votre lettre du 4 de ce mois
» (mars 1837), d'avoir à vous annoncer que le trai-
» tement que vous m'avez prescrit et que j'ai suivi
» presque ponctuellement, a produit sur ma santé les
» effets les plus salutaires. Je n'ai eu qu'un seul
» accès de goutte ; il m'a pris le 26 septembre, et le
» 10 octobre, il était tout à fait passé. Depuis ce
» temps, ma santé n'a pas été altérée. Cinq mois
» d'hiver se sont donc écoulés, sans que j'aie ressenti
» aucune atteinte de mon infirmité. Ce résultat est
» d'autant plus remarquable qu'il a été obtenu dans
» les circonstances les plus favorables au développe-

» ment de la goutte, car l'hiver a été ici des plus
» rudes et des plus variables, et que, nonobstant sa
» rigueur, c'est le premier que j'aie passé, depuis
» 6 à 7 ans, sans être alité. Je n'hésite pas à attribuer
» ce succès à l'attention que j'ai eu, suivant vos re-
» commandations, de recourir à ma caisse d'eau de
» Vichy, une douzaine de jours par mois, et toutes
» les fois que j'ai cru éprouver des dispositions à la
» goutte. »

M. P....., membre du conseil général du département des Deux-Sèvres, demeurant à Chef-Boutonne,
était goutteux depuis quinze ans. Ses attaques étaient
violentes, avec un gonflement considérable des articulations, et se renouvelaient souvent plusieurs fois
par an. Depuis huit ans, il était sujet à des coliques
néphrétiques des plus violentes et qui se reprodui-
saient fréquemment. L'une d'elles a duré, m'a-t-il
dit, soixante jours sans interruption; une autre,
quarante-cinq jours. Il m'a remis quelques-uns des
graviers qu'il avait rendus. Ils sont très volumineux,
inégaux, de couleurs diverses, et paraissent en général composés par une agglomération de graviers
plus petits.

Ce malade m'écrit : « Depuis mon retour de Vi-
» chy, je n'ai éprouvé aucune atteinte de goutte, et
» je n'ai point eu, non plus, de coliques néphrétiques.
» Mon urine ne charie plus de sable rouge; cependant
» il est sorti trois petits graviers, à de longs inter-
» valles, mais ils n'ont plus la même couleur ni la
» même solidité. J'ai suivi le régime que vous m'a-

» viez indiqué; cependant depuis un mois, je me per-
» mets un peu de vin.

» Vous voyez, Monsieur, que les eaux m'ont été
» on ne peut plus salutaires, car je souffrais, soit des
» graviers, soit de la goutte, au moins six mois de
» l'année. Aussi je vous assure que j'attends avec im-
» patience le 15 mai, époque à laquelle je fixe mon
» départ pour Vichy. »

M. de St-Avid, dont j'ai donné l'observation dans
ce mémoire, après m'avoir parlé de lui, me donne
aussi des nouvelles de trois autres goutteux,
de Tulle, qui sont venus à Vichy, pour la première
fois, pendant la saison dernière. « Quant à mes com-
» pagnons d'infortune du pays, me dit-il, deux,
» M. P...., et M. de B...., se sont très bien trouvés
» cette année; mais M. L.... a eu plusieurs attaques,
» et depuis trois semaines il est atteint de la grippe
» et en même temps de douleurs qui se font sentir
» dans toutes les parties du corps. Il est bien fâ-
» cheux, ajoute-t-il, que ce dernier, qui est fils de
» goutteux, n'ait pas assez de résolution pour se sou-
» mettre à un régime plus conforme à son état de
» santé. »

Ce dernier malade m'avait bien promis, en quit-
tant Vichy, de modifier son régime, qui était fort
mauvais; mais il paraît, comme on voit, qu'il n'en
a rien fait. Aussi ne doit-on pas s'étonner qu'il ait eu
des attaques de goutte.

Je vois fréquemment à Paris un autre goutteux qui
a commencé également son traitement que pendant

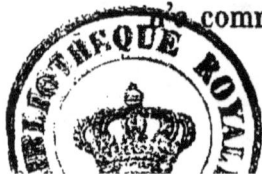

la saison dernière, et qui n'a pas éprouvé depuis la moindre douleur, tandis qu'auparavant il avait plusieurs attaques dans l'année.

Je pourrais multiplier bien davantage ces citations, mais je crois qu'il sera plus utile de faire connaître toutes ces observations à une époque plus éloignée, parce qu'elles seront alors plus complètes qu'elles ne peuvent l'être aujourd'hui, et, par conséquent, plus concluantes.

Néanmoins je crois que déjà les faits que je viens de rapporter sont suffisans pour démontrer que les eaux de Vichy, et sans doute aussi d'autres boissons également alcalines, sont le remède le plus efficace que l'on puisse opposer à la goutte. Il serait seulement à désirer que les goutteux comprissent mieux qu'ils ne le comprennent généralement, qu'il ne suffit pas de prendre les eaux de Vichy pendant un mois ou six semaines pour ne plus avoir la goutte, mais qu'il faut encore, s'ils veulent éviter le retour des attaques, que, rentrés chez eux, ils s'astreignent à un régime convenable, qui n'est jamais bien rigoureux, et qu'ils fassent de temps en temps usage, si non d'eau de Vichy naturelle, au moins de quelqu'autre boisson alcaline.

Depuis long-temps je m'occupe d'un travail ayant pour but de démontrer que l'acidité du lait, que l'on observe chez certaines nourrices, est une cause très puissante de maladie et de mortalité chez les enfans ; qu'il est, par conséquent, de la plus haute importance de donner toujours la préférence aux nourrices dont le lait est alcalin ; mais que cependant il est possible, facile même, de communiquer au lait cette dernière qualité, en mettant les nourrices, qui l'auraient acide, à l'usage de quelque boisson alcaline. Je me propose de publier ce travail aussitôt que mes occupations m'auront permis de le terminer.

AUTRES MEMOIRES

PUBLIÉS PAR L'AUTEUR,

SUR

L'ACTION DES EAUX DE VICHY.

Du traitement médical des calculs urinaires et particulièrement de leur dissolution par les eaux de Vichy et les bi-carbonates alcalins. Paris, 1834.

Quelques considérations sur la nature de la goutte et sur son traitement par les eaux thermales de Vichy. Paris, 1835.

De l'efficacité et particulièrement du mode d'action des eaux thermales de Vichy dans les maladies désignées sous le nom d'obstructions ou d'engorgemens chroniques. Paris, 1836.

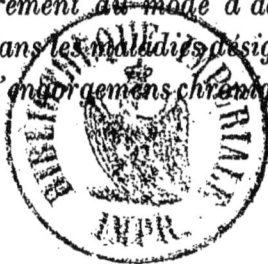

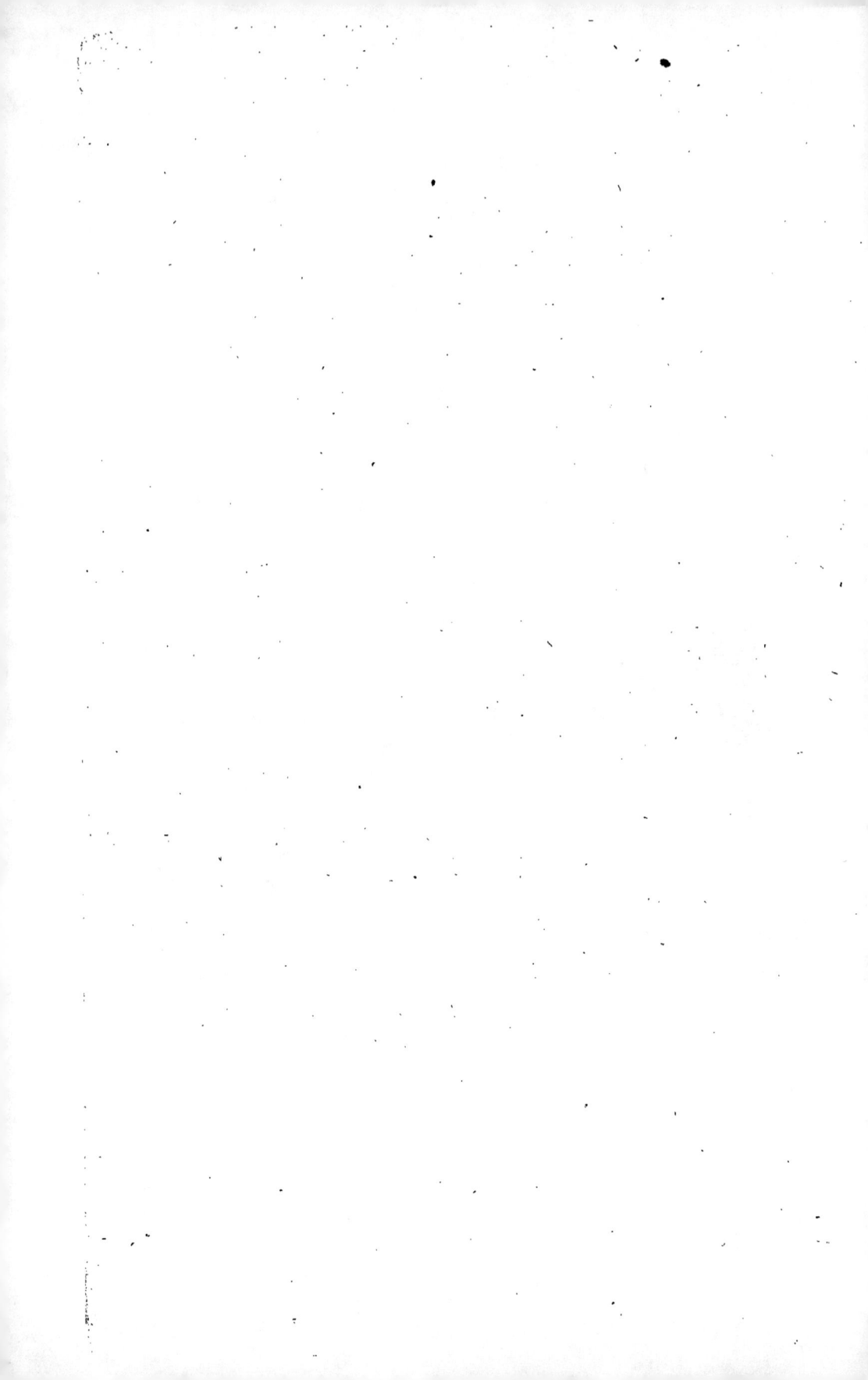